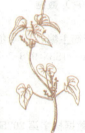

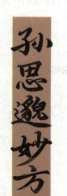

孙思邈妙方大全

杜衡 · 主编

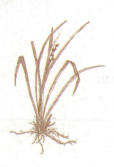

黑龙江科学技术出版社

图书在版编目（ＣＩＰ）数据

孙思邈妙方大全 / 杜衡主编 . -- 哈尔滨：黑龙江
科学技术出版社 , 2025.6. -- ISBN 978-7-5719-2870-4

I. R289.5

中国国家版本馆 CIP 数据核字第 2025H4G679 号

孙思邈妙方大全
SUNSIMIAO MIAOFANG DAQUAN

杜衡　主编

策划编辑	沈福威　赵叔月	
责任编辑	陈裕衡	
排　版	文贤阁	
出　版	黑龙江科学技术出版社	
	地址：哈尔滨市南岗区公安街 70-2 号　邮编：150007	
	电话：（0451）53642106　传真：（0451）53642143	
	网址：www.lkcbs.cn	
发　行	全国新华书店	
印　刷	三河市金兆印刷装订有限公司	
开　本	710 mm×1000 mm　1/16	
印　张	14	
字　数	170 千字	
版　次	2025 年 6 月第 1 版	
印　次	2025 年 6 月第 1 次印刷	
书　号	ISBN 978-7-5719-2870-4	
定　价	68.00 元	

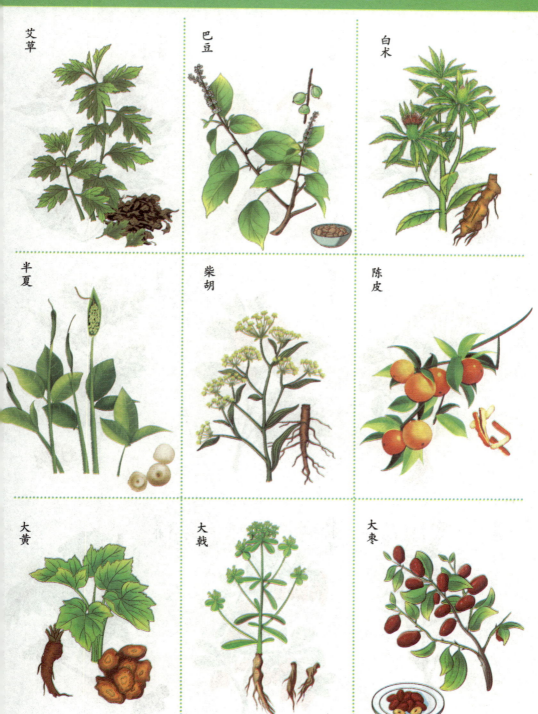

艾草

巴豆

白术

半夏

柴胡

陈皮

大黄

大戟

大枣

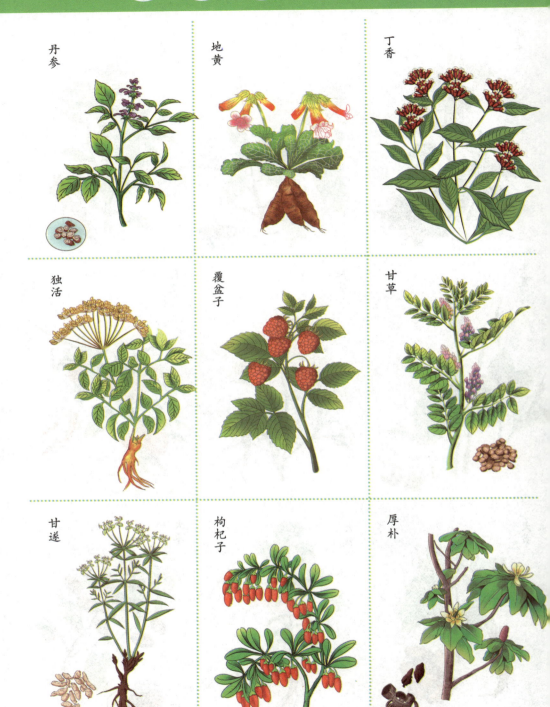

丹参

地黄

丁香

独活

覆盆子

甘草

甘遂

枸杞子

厚朴

黄芪
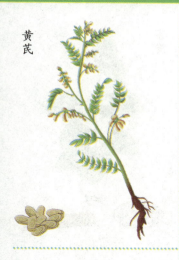

藿香
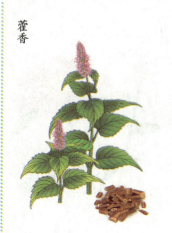

决明子
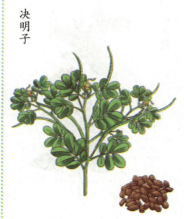

连翘
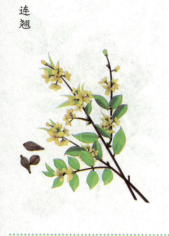

麻黄
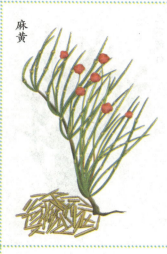

麦门冬
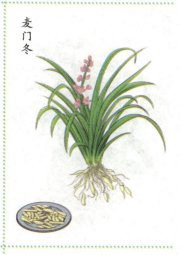

人参
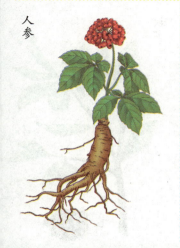

肉桂
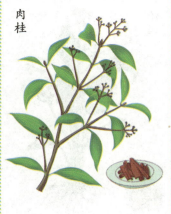

桑寄生
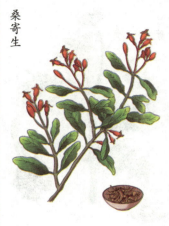

山茱萸
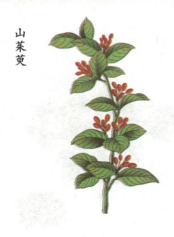

芍药
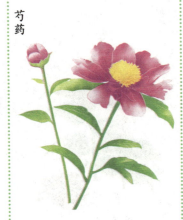

薯蓣
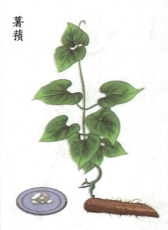

石斛
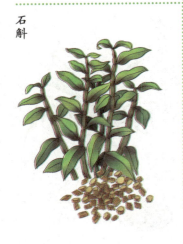

王不留行
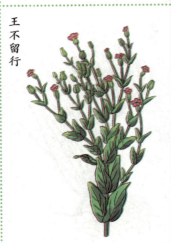

吴茱萸
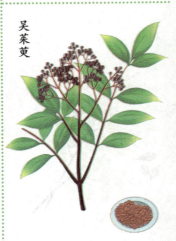

芎䓖
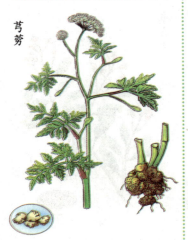

泽泻
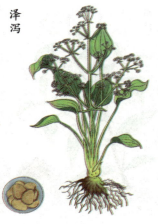

枳实
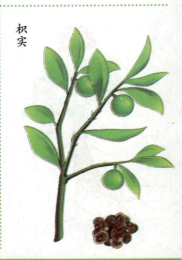

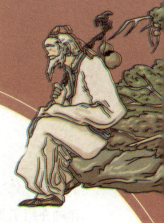

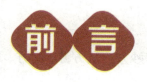前言

　　孙思邈是京兆华原（今陕西铜川市耀州区）人，唐代医药学家，被后人尊称为"药王"。他是中国第一个全面系统研究中医药的先驱者，为祖国的中医发展做出了不可磨灭的贡献。

　　孙思邈自幼聪慧过人，能日诵千言，据《旧唐书》载，西魏大将独孤信赞其为"圣童"。由于自幼多病，故立志于学习医学知识。青年时期开始行医于乡里，对古典医学有深刻的研究，对民间验方十分重视，一生致力于医学临床研究，对内科、外科、妇科、儿科、五官科、针灸科等十分精通，有二十四项成果开创了我国医药学史上的先河，特别是论述医德思想、倡导妇科、儿科针灸穴位等都是前所未有。孙思邈医德高尚，一心赴救，不慕名利，用毕生精力实现了自己的医学抱负。

　　孙思邈一生勤于著书，共著书八十多种。本书以《千金要方》为主体选编整理而成，全书撷取精粹，去除冗杂，收录了妇人方、少小婴孺方、七窍病方等妙方，从方源、配方、用法到功能主治，详细介绍了每个处方的应用，清晰明了，即查即用。

值得注意的是，使用本书药方时一定要因人而异。另外，书中所列药名由于年代久远，各地品种繁杂，有同药异名、异名同药或药名不一的现象，使用时请核对。为保持珍本医籍的原貌，校对时只改了少数明显错误之处，对原书中难以确定之处，以及现今不宜服用的药物、计量单位，均未做变动，因此临床仍须辨证施治，灵活应用。

鉴于编者学识浅薄，加之时间仓促，书中难免有不足或错谬之处，恳切希望广大读者提出批评意见，以便我们加以改进。

目录

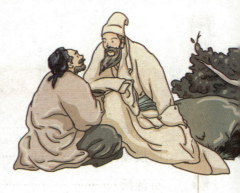

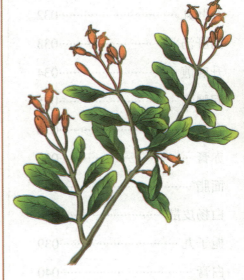

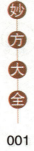

孙思邈 妙方大全

少小婴孺方

七窍病方

风毒脚气方

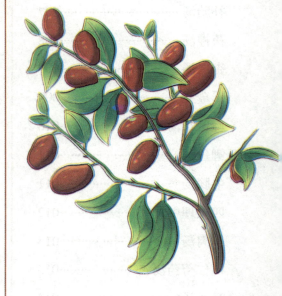

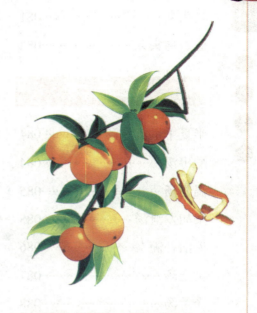

孙思邈

妙方大全

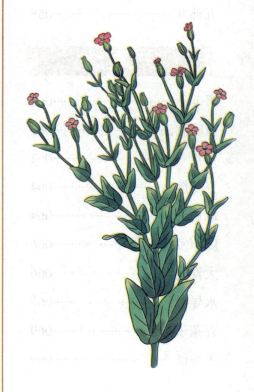

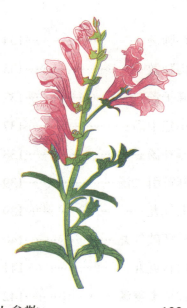

孙思邈 妙方大全

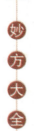

孙思邈

妙方大全

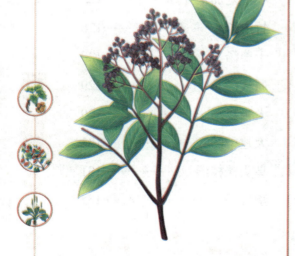

大肠腑方

肾脏方

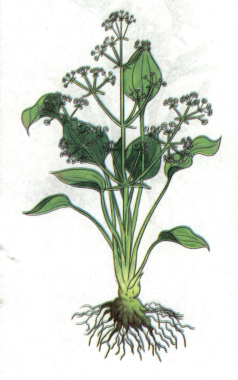

孙思邈

妙方大全

痔漏方

解毒杂方

附 录

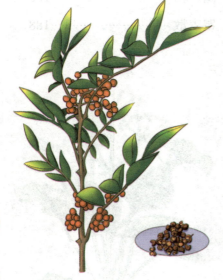

妇人方

由于妇女的情况比较特殊，她们有经、带、胎、产等生理活动，所以对她们的用药也不同于男性，正因如此，妇女的疾病相对难治，所以当妇女出现疾病时，需要考虑她们的生理特点和病情，谨慎用药。

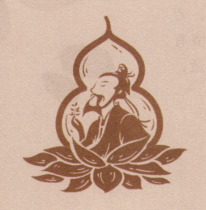

白薇丸

配方

白薇、细辛、防风、人参、秦椒、白蔹（一云白芷）、桂心、牛膝、秦芃、芜荑、沙参、芍药、五味子、白僵蚕、牡丹、蛴螬（各一两），干漆、柏子仁、干姜、卷柏、附子、芎蒡（各二十铢），桃仁、紫石英（各一两半），钟乳、干地黄、白石英（各二两），鼠妇（半两），水蛭、虻虫（各十五枚），吴茱萸（十八铢），麻布叩帻一头（一尺，烧）。

用法

将上面的三十二味药材研成粉末，用蜂蜜调制成像梧桐子一样大小的药丸，一天两次，每次用酒服下十五丸，可慢慢加至三十丸，若有效果就会感觉病情有所缓解，若稍有不适，立即停服。

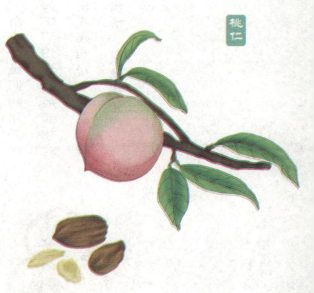

桃仁

功能主治

妇人不孕。

方源

《备急千金要方·卷二妇人方上·求子第一》。

別　　名：玄及、会及。

用药部分：木兰科植物五味子或华中五味子的干燥成熟果实。

性味归经：味酸，性温；归肺、心、肾经。

功效主治：收敛固涩，益气生津，补肾宁心。主治久咳虚喘、久泻不止等。

使用禁忌：外有表邪，内有实热，或咳嗽初起、痧疹初发者忌服。

注　　意：北五味子特指五味子的干燥成熟果实，而南五味子特指华中五味子的干燥成熟果实。

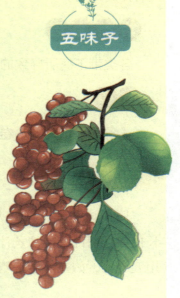

五味子

大 黄 丸

配方

大黄（破如米豆，熬令黑）、柴胡、朴硝、干姜（各一升），芎䓖（五两），蜀椒（二两），茯苓（如鸡子大，一枚）。

用法

将上面的七味药材研成粉末，用蜂蜜调制成像梧桐子一样大小的药丸，用米汤送服七丸，然后加至十丸，直至病情有所好转，五天后开始减量。

— 功能主治 —

各类带下病所导致的不孕。

— 方源 —

《备急千金要方·卷二妇人方上·求子第一》。

👉 用药反应

服用该药十天，妇人便会下血；服用二十天，妇人便会排下长虫并且阴部流出清黄汁；服用三十天，妇人的病症就会消除；服用五十天，妇人就会增肥变白。

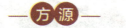

半夏茯苓汤

— 配方 —

半夏、生姜（各三十铢），干地黄、茯苓（各十八铢），橘皮、旋覆花、细辛、人参、芍药、芎䓖、桔梗、甘草（各十二铢）。

— 用法 —

将上面的十二味药材切碎，用一斗水煎煮，取三升药汁，分三次服用。

— 功能主治 —

妊娠阻病，心中烦闷，吐逆，厌恶食物气味，头昏重，四肢及

人 参

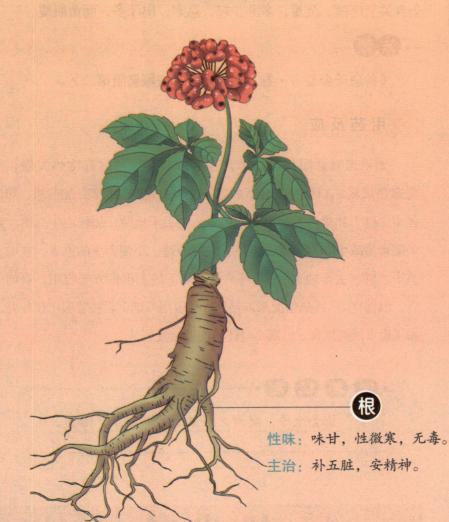

根

性味：味甘，性微寒，无毒。

主治：补五脏，安精神。

产　　地：分布于吉林、山西、山东等地。

形态特征：主根肥壮、肉质，圆柱形或纺锤形，外皮淡黄色或淡黄白色，下端常分叉。

功　　效：大补元气，复脉固脱，补脾益肺，生津养血，安神益智。

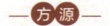

全身关节疼痛、沉重，多卧少起，恶寒，出汗多，面黄肌瘦。

── 方源 ──

《备急千金要方·卷二妇人方上·妊娠恶阻第二》。

👉 用药反应

如果患有恶阻病且一个月没有好转，服药后有冷热失候、病变客热烦渴、口生疮等症状的患者，应去橘皮、细辛，加前胡、知母各十二铢。如果是遇冷下利的患者，则去干地黄，加桂心十二铢。如果是食量减少、胃中虚、生热、大便不通、小便赤少的患者，宜加大黄十八铢，去干地黄，加黄芩六铢。剩下的则根据方子服用，一剂之后，根据气力、冷热情况来调整处方并服用一剂，紧接着服用茯苓丸，如果患者能够饮食了，那么身体就能够康复。

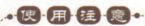

忌食生冷、醋滑、油腻之物及菘菜、海藻。

橘 皮 汤

── 配方 ──

橘皮、竹茹、人参、白术（各十八铢），生姜（一两），厚朴（十二铢）。

用法

将上面的六味药材切碎，用七升水煎煮，取二升半药汁，分三次服用。

功能主治

孕妇呕吐，食欲不振。

方源

《备急千金要方·卷二妇人方上·妊娠恶阻第二》。

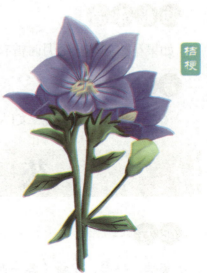

桔梗

补 胎 汤

配方

细辛（一两），干地黄、白术（各三两），生姜（四两），大麦、吴茱萸（各五合），乌梅（一升），防风（二两）。

用法

将上面的八味药材切碎，用七升水煎煮，取二升半药汁，饭前分三次服用。体内寒多的妇人，倍用细辛和吴茱萸；体内热，多口渴的妇人，去除细辛和吴茱萸，加栝楼根二两；心绪不宁的妇人，去除大麦，加柏子仁三合。也有方子加人参一两。

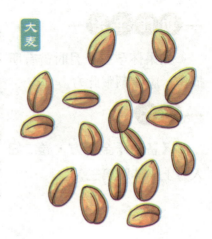

大麦

妇人方

— 功能主治 —

如果孕妇怀孕一个月时曾有所损伤，应该预服此方。

— 方源 —

《备急千金要方·卷二妇人方上·养胎第三》。

茯 神 汤

— 配方 —

茯神、丹参、龙骨（**各一两**），阿胶、当归、甘草、人参（**各二两**），大枣（**二十一枚**），赤小豆（**二十一粒**）。

— 用法 —

将上面的九味药材切碎，用一斗醋浆煎煮，取三升药汁，分四次服用，饭前服，七天后再服一剂。腰痛者，加桑寄生二两。

— 功能主治 —

如果怀孕三个月时曾有所损伤，应该预服此方。

— 方源 —

《备急千金要方·卷二妇人方上·养胎第三》。

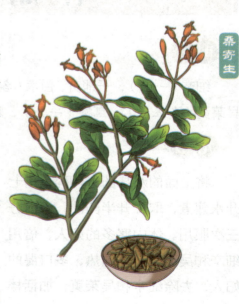

桑寄生

杏仁汤

配方

杏仁、甘草（各二两），紫菀（一两），钟乳、干姜（各二两），麦门冬、吴茱萸（各一升），粳米、五味子（各五合）。

用法

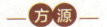

将上面的九味药材切碎，用八升水煎煮，取三升半药汁，分四次服用，白天三次，夜间一次，中间进食，七日后再服用一剂。也有方子用白鸡一只，煮汁煎药。

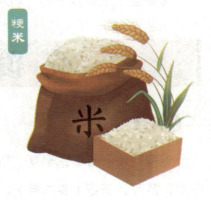

功能主治

如果孕妇怀孕七个月时曾有所损伤，应该预服此方。

方源

《备急千金要方·卷二妇人方上·养胎第三》。

千金丸

配方

甘草、贝母、秦椒、干姜、桂心、黄芩、石斛、石膏、粳米（一作糯米）、大豆黄卷（各六铢），当归（十三铢），麻子（三合）。

用法

将上面的十二味药材研成细末，用蜂蜜调和至弹丸一样大小，一天三次，用枣汤送服，每次服用一丸。

功能主治

养胎，烦懑不止，气逆满，产难颠倒，胞不出。

方源

《备急千金要方·卷二妇人方上·养胎第三》。

旋覆花汤

配方

旋覆花（一两），半夏、芍药、生姜（各二两），枳实、厚朴、白术、黄芩、茯苓（各三两）。

用法

将上面的九味药材切碎，用一斗水煎煮，取二升半药汁，分五次服用，白天三次，夜间两次，饭前服。

功能主治

妊娠六七个月，胎不安。

方源

《备急千金要方·卷二妇人方上·妊娠诸病第四》。

鲤 鱼 汤

配方

鲤鱼（一条，重二斤），白术（五两），生姜、芍药、当归（各三两），茯苓（四两）。

用法

将上面的六味药材切碎，用水一斗二升将鱼煮熟，然后澄清，取八升汁，放入其他药材进行煎煮，取三升药汁，分五次服用。

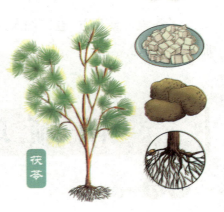

茯苓

功能主治

主治孕妇妊娠期间腹部肿大，胎水肿满。

方源

《备急千金要方·卷二妇人方上·妊娠诸病第四》。

牛 膝 汤

配方

牛膝、瞿麦（各一两），当归、通草（各一两半），滑石（二两，一方用桂心一两），葵子（半升）。

妇 人 方

— 用法 —

　　将上面的六味药材切碎，用九升水煎煮，取三升药汁，分三次服用。

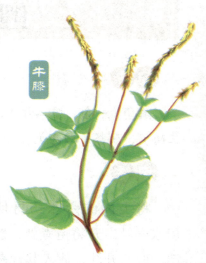
牛膝

— 功能主治 —

　　产儿胞衣不出，令胞烂。

— 方源 —

　　《备急千金要方·卷二妇人方上·胞胎不出第八》。

四 顺 理 中 丸

— 配方 —

　　甘草（二两），人参、白术、干姜（各一两）。

— 用法 —

　　将上面的四味药材研成细末，用蜂蜜调制成梧桐子一样大小的药丸，服用十丸，逐渐增加至二十丸。可滋养产妇的脏气。

— 功能主治 —

　　妇女产后脏虚。

— 方源 —

　　《备急千金要方·卷二妇人方中·虚损第一》。

羊肉汤

—配方—

羊肉（二斤），成择大蒜（去皮，切）、香豉（各三升）。

大蒜

—用法—

将上面的三味药材用一斗三升水煎煮，取五升药汁，去渣，放入蜜酥一升，再次煎煮，取三升药汁，分三次温服。

—功能主治—

产后中风，多年不孕，月经不利，时红时白，或者男子虚劳冷盛。

—方源—

《备急千金要方·卷二妇人方中·中风第三》。

桃仁芍药汤

—配方—

桃仁（半升），芍药、芎䓖、当归、干漆、桂心、甘草（各二两）。

—用法—

将上面的七味药材切碎，用八升水煎煮，取三升药汁，分三次服用。

妇人方

功能主治

产后腹痛。

方源

《备急千金要方·卷二妇人方中·心腹痛第四》。

泽兰汤

配方

泽兰、当归、生地黄（各二两），生姜（三两），甘草（一两半），芍药（一两），大枣（十枚）。

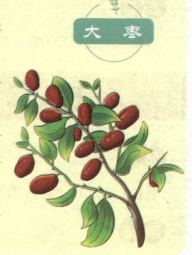

大枣

别　　名：	红枣、枣子。
用药部分：	鼠李科植物枣的干燥成熟果实。
性味归经：	味甘，性温；归脾、胃、心经。
功效主治：	具有补中益气，养血安神。主治脾虚食少，乏力便溏，妇人脏躁。
使用禁忌：	湿热内盛、痰湿壅滞者慎用。

用法

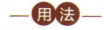

将上面的七味药材切碎，用九升水煎煮，取三升药汁，去渣，

分三次服用，一天三次。

功能主治

产后恶露不尽，小腹急痛，疼痛直至腰背，浑身无力。

方源

《备急千金要方·卷二妇人方中·恶露第五》。

甘草汤

配方

甘草、芍药、桂心、阿胶（各三两），大黄（四两）。

用法

将上面的五味药材切碎，用一斗水煎煮，取三升药汁，去渣，加入阿胶使其烊化，分三次服用。

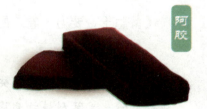
阿胶

功能主治

产后余血不尽，上逆直冲心胸引起的手脚冰凉，唇干，腹胀，气短。

方源

《备急千金要方·卷二妇人方中·恶露第五》。

用药反应

第一次服用后，脸色会变得红润有光泽，一天一夜将三升药汁服完，即下一二升恶血，便会痊愈。应像刚生产时那样调理。

滑 石 散

─ 配 方 ─

滑石（五两），通草、车前子、葵子（各四两）。

─ 用 法 ─

将上面的四味药材切捣过筛取末，醋浆水送服方寸匕的量，其后慢慢加至二匕。

─ 功 能 主 治 ─

产后淋证。

─ 方 源 ─

《备急千金要方·卷二妇人方中·淋渴第七》。

别　　名：	天葵子、向日葵子。
用药部分：	毛茛科植物天葵的干燥块根。
性味归经：	味甘，性平；归肺、大肠经。
功效主治：	具有止痢，透疹，透痈脓的功效。主治血痢，慢性骨髓炎等症。
使用禁忌：	脾胃虚寒者忌服。
注　　意：	有些人对葵子过敏，这类患者在使用该药时一定要注意，避免引起过敏反应。

葵子

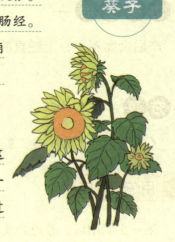

竹 叶 汤

配方

竹叶（三升），生姜、半夏（各三两），大枣（十四枚），小麦（五合），甘草、茯苓、人参（各一两），麦门冬（五两）。

用法

将上面的九味药材切碎，用九升水煎煮竹叶和小麦，取七升药汁，去渣，加入其余药材煎煮，取二升半药汁，一次服用五合，白天三次，夜间一次。

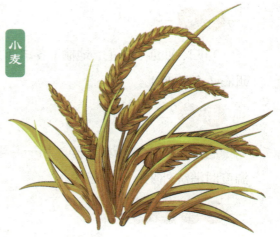

小麦

功能主治

产后虚渴，浑身无力。

方源

《备急千金要方·卷二妇人方中·淋渴第七》。

厚 朴 汤

配方

厚朴（如手大，长四寸），桂（一尺）。

用法

将厚朴用五升酒煮两沸，去渣，将桂研成末，放入药汁中调

妇人方

和，空腹一晚，第二天清晨服用。

—— 功 能 主 治 ——

妇女下焦劳冷，膀胱肾气损弱，白带与小便一起流出。

—— 方 源 ——

《备急千金要方·卷二妇人方中·杂治第八》。

当归洗汤

—— 配 方 ——

当归、独活、白芷、地榆（各三两），败酱（《千金翼》不用）、矾石（各二两）。

—— 用 法 ——

将上面的六味药材切碎，用一斗半水煎煮，取五升药汁，适宜温度时清洗外阴，一天三次。

—— 功 能 主 治 ——

产后脏中风，外阴肿痛。

—— 方 源 ——

《备急千金要方·卷二妇人方中·杂治第八》。

👉 **用药反应**

使用完当归洗汤后患者的身体会逐渐康复，外阴红肿消失，外阴处痛感也会消失。

当归

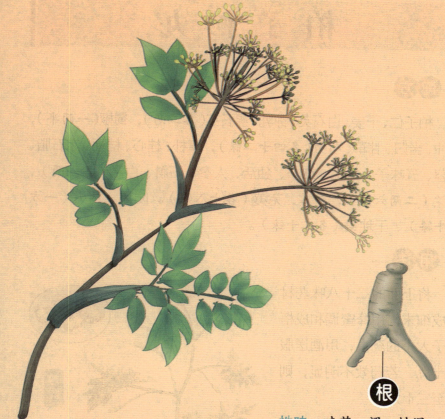

根

性味： 味苦、涩，性温。

主治： 闭经，月经不调，腰
腿酸痛，产后虚弱，
跌打骨折。

产　　地： 分布于四川、山西、福建、陕西、云南、新疆等地。

形态特征： 地下生球茎。叶丛生，呈椭圆形至广卵形，先端渐尖，
基部楔形或心脏形，叶柄下部叶鞘状，边缘膜质。花白
色，复轮生总状花序。瘦果倒卵形，扁平，聚生成扁球
状聚合果。

功　　效： 补血活血，调经止痛，润肠通便。

柏子仁丸

—— 配方 ——

柏子仁、干姜、白石英、钟乳、紫石英（各二两），蜀椒（一两半），杜仲、当归、甘草、芎䓖（各四十二铢），厚朴、桂心、桔梗、赤石脂、苁蓉、五味子、白术、细辛、独活、人参、石斛、白芷（各一两），泽兰（二两六铢），藁本、芜荑（各十八铢），防风、乌头（一方作牛膝）、干地黄（各三十铢）。

—— 用法 ——

将上面的二十八味药材研成细末，用蜂蜜调和成梧桐子大小的药丸，用酒送服二十丸，若药效不明显，则加至三十丸。

—— 功能主治 ——

妇女五劳七伤，主要症状为羸冷瘦削，面无颜色，食欲不振，面无光泽，产后多年不孕，能够长期服用，可令人肥白，补益气。

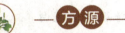

芎䓖

—— 方源 ——

《备急千金要方·卷二妇人方下·补益第一》。

白芷丸

—配方—

白芷（五两），干地黄（四两），续断、干姜、当归、阿胶（各三两），附子（一两）。

—用法—

将上面的七味药材研为细末，用蜂蜜制成梧桐子大小的药丸，用酒送服二十丸，每天四到五次。如果没有当归，则用芎䓖代替，加入一两蒲黄效果会更好；如果没有续断，则用大蓟根代替。

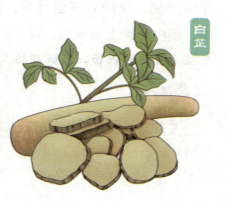

白芷

—功能主治—

产后流血过多，崩中伤损，虚弱无气，面目无色，腹痛。

—方源—

《备急千金要方·卷二妇人方下·补益第一》

大补益当归丸

—配方—

当归、芎䓖、续断、干姜、阿胶、甘草（各四两），白芷、白术、吴茱萸、附子（各三两），桂心、芍药（各二两），干地黄（十两）。

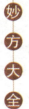

用法

将上面的十三味药材研成细末，用蜂蜜调制成梧桐子大小的药丸，用酒送服二十丸，白天三次，夜间一次。若效果不明显，则加至五十丸。如果有蒲黄，加一升，则效果更佳。

功能主治

妇女产后虚弱无力，胸中少气，腹中拘急疼痛，有时会引至腰背疼痛，或产后下血过多，血不止，虚弱乏气，昼夜无法入睡，崩中，脸上无血色，口干唇燥。（还可治疗男子伤绝，从高处堕下导致的内伤，内脏虚弱至吐血及金疮伤犯皮肉。）

方源

《备急千金要方·卷二妇人方下·补益第一》。

少小婴孺方

本章主要讲解了治疗小儿惊痫，受惊导致的哭闹不停，孩子生长发育不良、学步迟缓、下利等疾病。

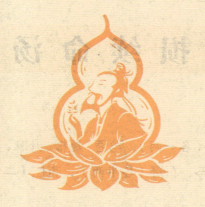

大 黄 汤

— 配方 —

大黄、人参、细辛、干姜、当归、甘皮（各三铢）。

— 用法 —

将上面的六味药材切碎，用一升水煎煮，取四合药汁，每次服用枣大小的量，一天三次。

— 功能主治 —

小儿风痫积聚，腹痛非常严重，导致身弯曲不舒。

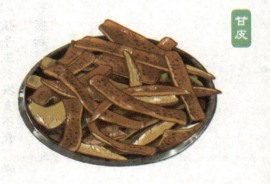

甘皮

— 方源 —

《备急千金要方·少小婴孺方上·惊痫第三》。

增 损 续 命 汤

— 配方 —

麻黄、甘草、桂心（各一两），芎䓖、葛根、升麻、当归、独活（各十八铢），人参、黄芩、石膏（各半两），杏仁（二十枚）。

— 用法 —

将上面的十二味药材切碎，用六升水煮麻黄，除去上边的沫，

大 黄

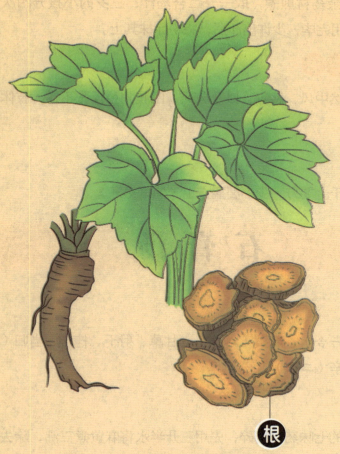

根

性味： 味苦，性寒。

主治： 血热吐衄，积滞便秘，热毒疮疡，目
赤咽肿，烧烫伤，湿热痢疾等症。

产　　地： 分布于西北、西南各地，南方高寒山区有栽培。

形态特征： 掌叶大黄的肉质根及根状茎粗壮。茎中空，叶片长宽近
相等，具粗壮长柄。花小，黄白色或紫红色，圆锥状花
序。瘦果矩圆形。种子棕黑色，宽卵形。

功　　效： 泻下攻积，清热泻火，凉血解毒，止血、逐瘀通经，利
湿去黄。

然后放入其余药材煎煮，取一升二合药汁，三岁的小孩分四次服用，一天服用完毕，少许出汗后，将粉涂抹其上。

— 功能主治 —

小儿突然中风，恶毒，以及久风，四肢角弓反张不遂，肢体歪斜不能行走。

— 方源 —

《备急千金要方·少小婴孺方上·惊痫第三》。

石 膏 汤

— 配方 —

石膏（一合），麻黄（八铢），甘草、射干、桂心、当归（各四铢），细辛（二铢）。

— 用法 —

将上面的七味药材切碎，先用三升半水将麻黄煮三沸，除去上面的沫，放入其余药材煎煮，取一升药汁，三岁的小孩分四次服用，一天三次。

— 功能主治 —

小儿中风，恶痱无法说话，眼口部肌肉抽搐，四肢不协调。

— 方源 —

《备急千金要方·少小婴孺方上·惊痫第三》。

龙 角 丸

配方

龙角（三铢），牡蛎（一作牡丹）、川大黄（各九铢），黄芩（半两），蚱蝉（二枚），牛黄（如小豆，五枚）。

用法

将上面的六味药材研成细末，用蜂蜜调和制成麻子大小的药丸，褓中的小孩服用二丸，根据孩子的大小，增减用量。

蝉

功能主治

小儿五更惊醒哭啼。

方源

《备急千金要方·少小婴孺方上·客忤第四》。

千 金 汤

配方

蜀椒、牡蛎（各六铢，碎）。

用法

将上面的两味药材用一升酢浆水煎煮，取五合药汁，每次服用一合。

少小婴孺方

小儿暴惊啼绝死，或有人从外来，邪气侵入，导致小儿患病，很多医生无法治愈。

—方源—

《备急千金要方·少小婴孺方上·客忤第四》。

麦门冬汤

—配方—

麦门冬（十八铢），石膏、寒水石、甘草（各半两），桂心（八铢）。

—用法—

将上面的五味药材切碎，用二升半水煎煮，取一升药汁，每次服用一合，一天三次。

—功能主治—

主治未满百日的小孩伤寒，鼻中流血，身体发热，呕逆。

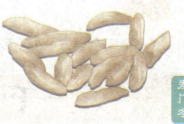

麦门冬

—方源—

《备急千金要方·少小婴孺方上·伤寒第五》。

芍药四物解肌汤

—配方—

芍药、升麻、黄芩、葛根（各半两）。

— 用 法 —

将上面的四味药材切碎研成细末，用三升水煎煮，煮取一升药汁，去滓，分两次服用，如果孩子太小可根据情况减少用量，分三次服用。

— 功 能 主 治 —

小儿伤寒，症状是头脸发热、咳嗽等。

— 方 源 —

《备急千金要方·少小婴孺方上·伤寒第五》。

别　　名：	木芍药、草芍药、红芍药
用药部分：	为毛茛科植物芍药或川赤芍的干燥根。
性味归经：	味苦，性微寒；归肝经。
功效主治：	清热凉血，散瘀止痛。用于热入营血，温毒发斑，吐血衄血，目赤肿痛，肝郁胁痛，经闭痛经，癥瘕腹痛，跌扑损伤，痈肿疮疡。
使用禁忌：	不宜与黎芦同用。

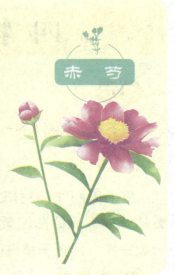

赤芍

生 地 黄 汤

— 配 方 —

生地黄、桂心（各二两）。

— 用法 —

将上面的两味药材切碎，用三升水煎煮，取一升药汁，一岁以下的小孩服用二合，一岁以上的小孩服用三合。也有方子是七味药，加芍药、寒水石、黄芩、当归、甘草各半两。

— 功能主治 —

小儿寒热交替，啼呼腹痛。

— 方源 —

《备急千金要方·少小婴孺方上·伤寒第五》。

四 物 款 冬 丸

— 配方 —

款冬花、紫菀（各一两半），桂心（半两），伏龙肝（六铢）。

— 用法 —

将上面四味药材研成细末，用蜜调和成泥状，每次取像枣核一样大小的药泥敷在母亲的乳头上，再让小儿吸乳，一天敷三次，让孩子慢慢伴随乳汁服下。

— 功能主治 —

小儿咳嗽，白天症状较轻，晚上严重，一开始咳嗽不停，甚至不能啼哭。

— 方源 —

《备急千金要方·少小婴孺方下·咳嗽第六》

七窍病方

七窍指人的两只眼睛、两只耳朵、两个鼻孔和一张嘴，中医理论认为，五脏的精气分别通达于七窍，当人的五脏或其他部位出现问题时，注注会通过七窍表现出来，医生可以通过诊断、治疗七窍的病症，以此缓解或辅助治疗五脏的痛症。

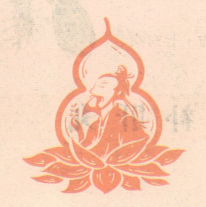

瓜 子 散

— 配方 —

冬瓜子、青葙子、茺蔚子、枸杞子、牡荆子、蒺藜子、菟丝子、芜菁子、决明子、地肤子、柏子仁（各二合），蘡薁根、牡桂（各二两），蕤仁（一合，一本云二两），细辛（半两，一本云一两半），车前子（一两）。

— 用法 —

将上面的十六味药材切捣过筛制成散药，饭后用酒送服方寸匕的量，一天两次，效果极佳。

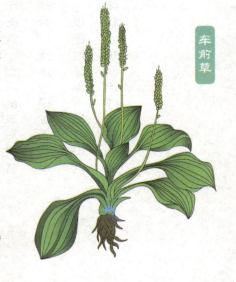

车前草

— 功能主治 —

双眼模糊，看不清楚东西，可补肝。

— 方源 —

《备急千金要方·七窍病上·目病第一》。

补 肝 丸

— 配方 —

兔肝二具，柏子仁、干地黄、茯苓、细辛、蕤仁、枸杞子（各一两六铢），防风、芎䓖、薯蓣（各一两），车前子（二合），五味子（十八铢），甘草（半两），菟丝子（一合）。

用法

将上面的十四味药材研成细末，用蜂蜜调和成梧桐子一样大小的药丸，用酒送服二十丸，一天两次，可逐渐加量至四十丸。

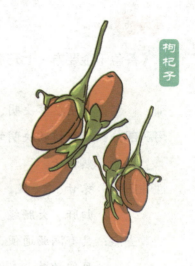

枸杞子

功能主治

眼睛昏暗不明，遇到寒气就流泪，肝痹所导致的夜眠多惊，饮水多，小便频繁，少腹作痛，腹大如怀物。

方源

《备急千金要方·七窍病上·目病第一》。

泻 肝 汤

配方

柴胡、芍药、大黄（各四两），决明子、泽泻、黄芩、杏仁（各三两），升麻、枳实、栀子仁、竹叶（各二两）。

用法

将上面的十一味药材切碎，用九升水煎煮，取二升七合药汁，分三次服用。身体发热且体壮的患者，加大黄一两；年老体弱的患者，去大黄，加栀子仁五两。

—功能主治—

眼睛发红，看不清东西，眼中长有息肉。

—方源—

《备急千金要方·七窍病上·目病第一》。

别　　名：	羊明、草决明、羊角。
用药部分：	豆科植物决明的干燥成熟种子。
性味归经：	味甘、苦、咸，性微寒；归肝、大肠经。
功效主治：	具有润肠通便，清热明目的功效。主治头痛，目赤肿痛，肠燥便秘，目暗不明，羞明多泪等症。
使用禁忌：	脾胃虚寒及便溏者慎服。

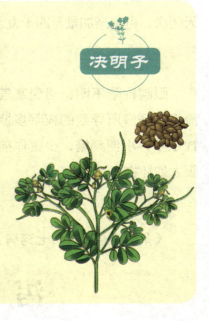

决明子

升 麻 煎

—配方—

升麻、玄参、蔷薇根白皮、射干（各四两），大青、黄檗（各三两），蜜（七合）。

—用法—

将上面的七味药材切碎，用七升水煎煮，取一升五合药汁，去渣，加蜂蜜后再煎两沸，慢慢服下。

——功能主治——

膀胱灼热难忍，口舌生疮，喉咙肿痛。

——方源——

《备急千金要方·七窍病上·口病第三》。

☞用药反应

服用一段时间后，患者咽喉肿痛、口舌毒疮、小便黄赤等症状消失，膀胱热毒也逐渐消退。

润 脾 膏

——配方——

生麦门冬、葳蕤（各四两），生天门冬（切）、生地黄汁（各一升），细辛、甘草、芎䓖、白术（各二两），黄芪、升麻（各三两），猪膏（三升）。

——用法——

将上面的十一味药材切碎，把每个药材用苦酒浸泡一晚，用绵丝裹药，临近煎煮时放入生地黄汁和猪膏，共同煎煮，煎至水尽即可，去渣，慢慢含在嘴里。

——功能主治——

脾热导致的嘴唇焦枯无光泽。

七窍病方

── 方源 ──

《备急千金要方·七窍病上·唇病第五》。

含 漱 汤

── 配方 ──

独活、当归（各三两），黄芩、芎䓖、细辛、荜茇（各二两），丁香（一两）。

── 用法 ──

将上面的七味药材切碎，用五升水煎煮，取二升半药汁，去渣，含在嘴里，漱一段时间后吐出来再含。

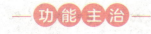

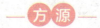

── 功能主治 ──

牙痛。

── 方源 ──

《备急千金要方·七窍病下·齿病第六》。

赤 膏

── 配方 ──

桂心、大黄、白术、细辛、芎䓖（各一两），干姜（二两），丹参（五两），蜀椒（一升），巴豆（十枚），大附子（二枚）。

—用 法—

　　将上面的十味药材切碎，用两升苦酒浸泡一晚，放入三斤猪脂煎煮，放冷后再煎煮，这样反复三次，药制成后去渣。可服可抹，耳聋的病人可用绵丝将药裹住，放入耳中。牙齿冷痛的病人可放入牙齿间。腹中有病的病人，可用酒送服枣大小的药膏。咽喉痛的病人，可取枣核大小的药膏吞下去。

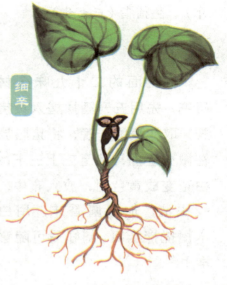

细辛

—功能主治—

　　耳聋，牙痛。

—方 源—

　　《备急千金要方·七窍病下·耳病第八》。

面 脂

—配 方—

　　丁香、零陵香、桃仁、土瓜根、白蔹、防风、沉香、辛夷、栀子花、当归、麝香、藁本、商陆、芎劳（各三两），葳蕤（一本作白及）、藿香（一本无）、白芷、甘松香（各二两半），菟丝子（三两）、白僵蚕、木兰皮（各二两半），蜀水花、青木香（各二两），冬瓜仁（四两），茯苓（三两），鹅脂、羊肾脂（各一升半），羊髓（一升），生猪脂（三大升）。

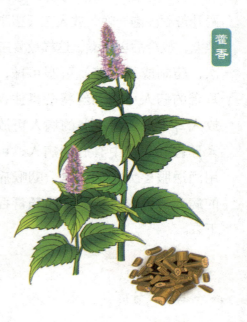

藿香

用法

将上面的二十九味药材研细，先用五升酒揉搓六具猪胰，取汁浸泡一晚，将猪脂放在微火上煎，沸至三上三下，白芷变成黄色时，放入布中，绞去渣，加入麝香末，用白木篦搅拌至凝，制好后可随意取用。

功能主治

面上皯黑。

方源

《备急千金要方·七窍病下·面药第九》。

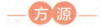

白杨皮散

配方

白杨皮（十八铢，一方用橘皮），桃花（一两），白瓜子仁（三十铢）。

用法

将上面的三味药材切捣过筛制成散药，用温酒送服方寸匕的量，一天三次。如果想要使皮肤变得白皙，加白瓜子仁；如果想要使肌肤变得红润，加桃花。三十天后面部会变白，五十天后手和脚都会变白。

—功能主治—

面部与手部发黑，让皮肤白净有光泽。

—方源—

《备急千金要方·七窍病下·面药第九》。

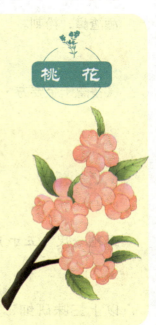

用药部分：	蔷薇科桃属植物或山桃的花。
性味归经：	味苦，性平；归心、肝、大肠经。
功效主治：	具有活血化瘀，利水通便的功效。主治砂石淋，小便不利，痰饮，水肿，脚气，闭经，便秘，疮疹等症。
使用禁忌：	孕妇禁服。
注　意：	用药时最好采摘3—4月间的桃花，然后阴干，放干燥处。

桃 花

栀 子 丸

—配方—

栀子仁、豉（各三升），芎䓖、甘草（各四两），大黄（六两），木兰皮（半两）。

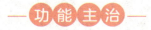

用法

　　将上面的六味药材研成细末，用蜂蜜调制成梧桐子大小的药丸，服十丸，一天三次，可逐渐加至十五丸。

木兰花

功能主治

　　酒渣鼻，粉刺。

方源

　　《备急千金要方·七窍病下·面药第九》。

白　膏

配方

　　野葛一尺（五寸）、附子（十五枚）、蜀椒（一升）。

用法

　　以上三味研细，用醋浸泡一夜，加猪膏一斤熬至附子变黄时，去渣涂在面部的疥、痈、疱、恶疮上，每天三次。

功能主治

　　面部有疥、痈、疱、恶疮。

方源

　　《备急千金要方·七窍病下·面药第九》

风毒脚气方

脚气病是由风毒引起的，患病后，患者不易察觉，这是因为它发病之初症状十分隐匿，当发现脚无法弯曲时，才觉得自己可能患病了，一旦患上脚气，不仅脚上，身体其他部位也会有反应，如看见食物就吐、腹痛、下痢、精神昏聩等，所以一定要仔细审察，否则很难治疗。

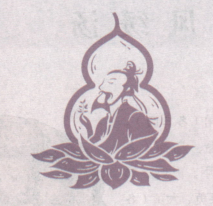

竹 沥 汤

配方

竹沥（一斗四升），乌头（一枚），茯苓、生姜（各三两），独活、白术、葛根、芍药、防风、茵芋、黄芩、芎䓖、甘草、细辛（各二两），人参、石膏、麻黄、桂心、防己（各一两）。

用法

将上面十九味药材研成细末，煎煮后取四升药汁，分六次服用，可发汗即服。

功能主治

突然外感风邪，四肢松懈，麻木挛急，神思恍惚，侵袭五脏，恼怒无常，口噤失语，手足不遂。

方源

《备急千金要方·风毒脚气·汤液第二》。

风 缓 汤

配方

独活、麻黄、犀角（各三两），半夏（一升），大枣、乌梅（各二十枚），桂心、鳖甲、升麻、橘皮、枳实、甘草、吴茱萸、大黄（各一两），生姜、石膏（各六两），贝齿（七枚）。

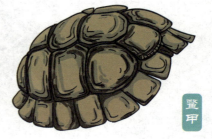

鳖甲

用法

将上面的十七味药材研成细末，用一斗四升水煮，取四升药汁，分五次服用，白天三次，夜间两次。

功能主治

脚弱，胸中满塞不通，热毒气人脏，吃完饭就吐。

方源

《备急千金要方·风毒脚气·汤液第二》。

半 夏 汤

配方

半夏（一升），蜀椒（二合），甘草、附子、人参、细辛（各二两），干姜（五两），桂心（八两）。

用法

将以上八味药材研成细末，加一斗水煮，取三升药汁，分三次服用。一开始少量，逐渐增加。

功能主治

脚气上侵入腹而冲胸，气急欲死。

方源

《备急千金要方·风毒脚气·汤液第二》。

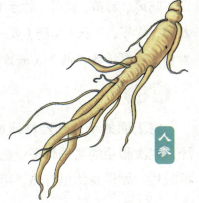

人参

风毒脚气方

043

附 子 汤

─ 配方 ─

附子（三枚），白术、芍药、茯苓、人参、桂心、甘草（各三两）。

─ 用法 ─

将以上七味药材研成细末，加入八升水煮，取三升药汁，分三次服用。

─ 功能主治 ─

湿痹缓风，身体痛如断折，肉痛像刀割锥刺。

─ 方源 ─

《备急千金要方·风毒脚气·汤液第二》。

防 风 汤

─ 配方 ─

防风、麻黄、秦艽、独活（各二两），当归、远志、甘草、防己、人参、黄芩、升麻、芍药（各一两），石膏（半两），麝香（六株），生姜、半夏（各二两）（一方用白术一两）。

─ 用法 ─

将上面的十六味药材研成细末，用一斗三升水煮，取四升药汁，初次服用的量稍微多一些，直到出微汗，汗两三行地往下流，再服用。如果身体里有热，可以往药方里加入二两大黄；先冷后心

甘 草

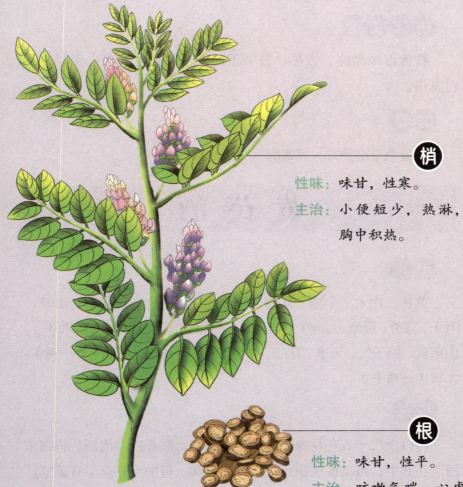

梢

性味：味甘，性寒。

主治：小便短少，热淋，
胸中积热。

根

性味：味甘，性平。

主治：咳嗽气喘，心虚
悸动，痈疽喉痹。

产　　地：分布于东北、华北、西北等地。

形态特征：甘草的根茎圆柱状；茎直立，稍带木质，总状花序腋生，
花密集，花萼钟形。荚果线状长圆形，镰刀状或弯曲呈
环状，密被褐色的刺状腺毛。种子扁圆形或肾形，黑色
光滑。

功　　效：补脾益气、清热解毒，祛谈止咳，缓急止痛，调和诸药。

痛的患者，可将当归加倍使用，三两桂心，去掉大黄。

— 功能主治 —

肢体虚风微痉，发热，肢节不随，恍惚狂言，来去无时，不自觉悟。

— 方源 —

《备急千金要方·风毒脚气·汤液第二》。

黄 芪 酒

— 配方 —

黄芪、白术、牛膝、苁蓉、干姜、乌头、独活、甘草、秦艽、附子、芎䓖、蜀椒、细辛（各三两），菖蒲、当归、葛根（各二两半），山茱萸、柏子仁、天雄、桂心、钟乳、石斛、防风、石楠（各一两），大黄（一两半）。

— 用法 —

将以上二十五药材味研细，无须煎煮，准备三斗清酒，将细末浸泡在其中，每次饭前服一合，每天三次，可加至五合至有感觉。此酒最能攻痹，如需下痢可加三两玉竹，大虚加三两苁蓉，健忘加三两菖蒲。

— 功能主治 —

风虚脚痛，同时能补益身体。

— 方源 —

《备急千金要方·风毒脚气·酒酿第四》。

八风散

— 配方 —

菊花（三两），石斛、天雄（各一两半），人参、附子、甘草（各一两六铢），钟乳、薯蓣、续断、泽泻、黄芪、麦门冬、远志、细辛、龙胆、秦艽、干地黄、石韦、菟丝子、牛膝、菖蒲、杜仲、茯苓、柏子仁、蛇床子、防风、白术、干姜、萆薢、山茱萸（各一两），五味子、乌头（各半两）。

— 用法 —

将以上三十二味药材捣碎过筛，用酒送服一方寸匕，一天服用三次，如果效果不够明显，可加量至每次服用二匕。

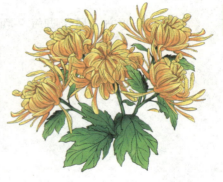

菊花

— 功能主治 —

受风致虚，脸上呈青黑土色，见不得日月光照，脚气痹弱，可补肾益肝。

— 方源 —

《备急千金要方·风毒脚气·诸散第三》。

侧子酒

— 配方 —

侧子、杜仲、石斛、山茱萸、牛膝、丹参、萹蓄根（各四两），五加皮（五两），防风、独活、当归、白术、秦艽、干姜、蜀椒、芎䓖、细辛、桂心、茵芋（各三两），薏苡仁（二升）。

— 用法 —

将以上二十味药材研细放入袋中，用四斗清酒浸泡六宿，第一次服三合，身体有感觉时可停止。

石斛

— 功能主治 —

风湿麻痹，脚弱难行。

— 方源 —

《备急千金要方·风毒脚气·酒酿第四》。

诸风方

中风一般分为四种情况，一是偏枯，半身不遂；二是风痱，四肢软瘫，病情轻者可说话，重者不可说话；三是风懿，突然昏迷且无法识人，舌头僵直不能说话；四是风痹，如风邪一般，是五脏引起的疾病。

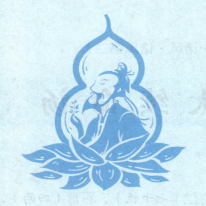

小续命汤

配方

生姜（五两），防风（一两半），麻黄、芎䓖、杏仁、防己（崔氏《外台秘要》不用）、桂心、甘草、人参、黄芩、芍药（各一两），附子（一枚）。

用法

将以上十二味药材研细，先用一斗二升水将麻黄煮至三沸，去除浮沫后将剩下的药进行煎煮，取三升药汁，分三次服用，效果良好。若没有治愈，可再服三四剂，则一定会有效果。

功能主治

突然中风邪像快死一样，舌头强直，口眼㖞斜，筋脉拘急，气息微弱，神思恍惚，神闷乱。对各种风病都有疗效，且不使人虚弱。

方源

《备急千金要方·诸风·诸风第二》。

大续命汤

配方

麻黄（八两），杏仁（七十枚），石膏（四两），芎䓖、桂心、干姜（各二两），黄芩、当归（各一两），荆沥（一升）。

用法

分别将以上九味药材研细，先用一斗水将麻黄煮至两沸，去沫后加入剩下的药煮，取四升药汁，去渣再下荆沥（加后效果更好）煮数沸，分四次服用。

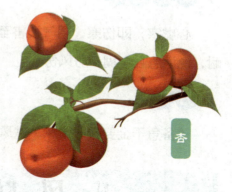

杏

功能主治

肝厉风，突然失声。按照古方用大、小续命二种汤，可治疗五脏偏枯和贼风。

方源

《备急千金要方·诸风·诸风第二》。

荆 沥 汤

配方

荆沥（三升），芎䓖（四两），防风、防己、甘草、白术（各四两），桂心、远志、人参、升麻、茯苓、羌活、当归（各二两），麻黄（四两），白术（各四两），母姜（切）（一升）。

用法

将以上十六味药材研细，加一斗五升水将麻黄煎至两沸，去沫再放入剩下的药（除荆沥、姜汁外），煎煮，取三升药汁，去渣后再放入荆沥、姜汁，煎煮，取四升药汁，分四次服，白天三次，晚间一次。

功能主治

心虚寒，即伤寒、阴气损害至心，常自行发笑，口㖞，悸动难耐，说话急且含糊，厉风伤心。

方源

《备急千金要方·诸风·贼风第三》。

八 风 防 风 散

配方

防风、附子、秦椒、干姜、独活、芎䓖、黄芪（各四十二铢），石膏、天雄、麻黄、五味子、山茱萸（各三十六铢），薯蓣、细辛、杜仲、防己、秦艽、桂心、当归、人参（各三十铢），紫菀、甘菊（各二十四铢），甘草（十一铢），贯众二枚。

用法

将以上二十四味药材研成细末并过筛，用酒调和，每次服方寸匕，每天两次，可加至两匕。

功能主治

肺受寒而虚伤，肢体瘦削而怠缓无力，哆嗦颤抖，声音嘶哑、拖气费劲。

方源

《备急千金要方·诸风·贼风第三》。

别　　名：蜀脂、百本、独椹、黄耆。

用药部分：豆科植物蒙古黄芪的干
　　　　　燥根。

性味归经：味甘，性微温；归脾、
　　　　　肺经。

功效主治：补益脾肺，固表止汗，
　　　　　利尿消肿，托毒敛疮。
　　　　　用于治疗脾虚倦怠，食
　　　　　少泄泻，肺虚喘咳，气
　　　　　虚自汗等症。

使用禁忌：阴虚阳亢者忌服。

注　　意：本品与降压药一起使用
　　　　　时，患者容易出现直立
　　　　　性低血压的症状，一定
　　　　　要注意。

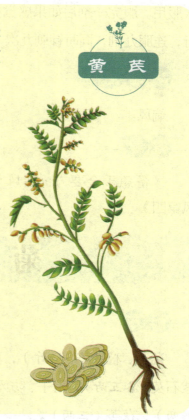

黄　芪

防 风 汤

配方

　　防风、萆薢、白术、芎䓖、枸杞、白芷、牛膝（各一两），石膏、
桂心、薏苡仁（各三两），麻黄（四两），生姜（五两），附子（《外
台秘要》作人参）、羌活、葛根、杏仁（各二两）。

用法

　　将以上十六味药材研细，加一斗二升水煮，取药汁三升，分三次服用。服完一剂后如果感觉有好转，就再服一剂，与针刺同时进行，连服九剂，同时针刺九次（也可灸），就能痊愈。

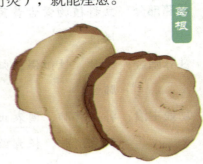
葛根

— 功能主治 —

偏风。

— 方源 —

《备急千金要方·诸风·偏风第四》。

菊 花 酒

— 配方 —

菊花、杜仲（各一斤），萆薢、独活、钟乳（各八两），苁蓉、紫石英（各五两），附子、防风、桂心、当归、黄芪、干姜、石斛（各四两），茯苓（三两）。

— 用法 —

分别将以上十五味药材研细，放到七斗酒中浸泡五天，每次二合，每日三次，可渐加至五合。

— 功能主治 —

男女腰背疼痛，厌食羸瘦，呼吸少气，风虚寒冷，能够补益不足、去除风冷。

— 方源 —

《备急千金要方·诸风·偏风第四》。

薏苡仁

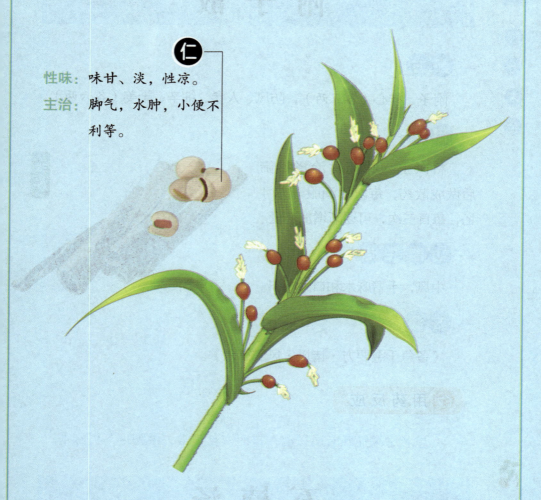

仁

性味：味甘、淡，性凉。
主治：脚气，水肿，小便不
利等。

产　　地：分布于福建、河北、辽宁等地。

形态特征：秆直立，丛生，基部节上生根。叶互生，长披针形，鞘
　　　　　状抱茎，中脉明显，无毛。花单性同株。颖果包藏于球
　　　　　形中空骨质总苞内。秋末种子成熟时，割下地上部分，
　　　　　脱粒，晒干。

功　　效：利水渗湿，健脾止泻，除痹，排脓，解毒散结。

附 子 散

配方

附子、桂心（各五两），防风、人参、细辛、干姜（各六两）。

用法

将以上六味药材治择捣筛后做成散药，每次用酒服一方寸匕，每日三次，可逐渐增加药量。

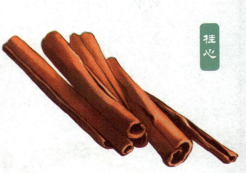

桂心

功能主治

中风，手臂麻木和口眼㖞斜。

方源

《备急千金要方·诸风·风懿第六》。

👉 用药反应

患者中风症状有所缓解，口面恢复正常，手脚也不再麻木。

石 楠 汤

配方

石楠、细辛、人参、干姜、黄芩（各一两），桂心、川芎、麻黄、当归（各一两半），甘草（二两），食茱萸（三十铢），干地黄（十八铢）。

将以上十二味药材研细，加六升水和三升酒煮，取药汁三升，分三次服用，服后患者可能会大汗淋漓。

功能主治

因体虚受风，邪气长久郁积于营卫，在皮肤中如虫爬，手足拘急，腰脊强直，隐疹搔后成疮；因风邪侵袭经络，淫溢四肢而致发痒；突然中风而脸肿，手不能举过头顶，口噤失语等。

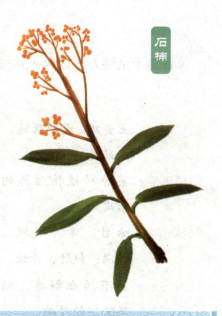

石楠

方源

《备急千金要方·诸风·风懿第六》。

秦艽散

配方

秦艽、黄芪、人参、独活、甘菊花、远志、麻黄、天雄（各一两），桂心（二两半），山茱萸、防风、石斛（各二两半），当归、五味子、附子、干姜、白鲜皮、芎䓖、细辛、甘草、白术（各三十铢），茵芋（各十八铢）。

用法

将以上二十二味药材治择捣筛后制成散药，每次用酒送服方寸

诸风方

匕，每天两次，可渐加至二匕。

— 功能主治 —

半身不遂，角弓反张，悲喜异常，说话错乱，皮肤风痒等。

— 方源 —

《备急千金要方·诸风·角弓反张第七》。

别　　名：土黄鸡、金鸡落地、老鼠尾。

用药部分：芸香科植物白鲜的根皮。

性味归经：味甘、辛、微涩，性温；归肝、肾经。

功效主治：具有活血解毒，祛风除湿的功效。

使用禁忌：孕妇慎服。

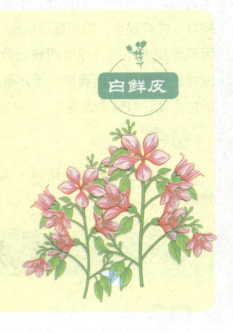

白鲜皮

五 补 丸

— 配方 —

防风、人参、苁蓉、干地黄、羚羊角、麦门冬、天门冬（各一两半），芍药、独活、干姜、白术、丹参、食茱萸（一本云山茱萸）、甘草、茯神、升麻、黄芪、甘菊花、地骨皮、五加皮、

麻 黄

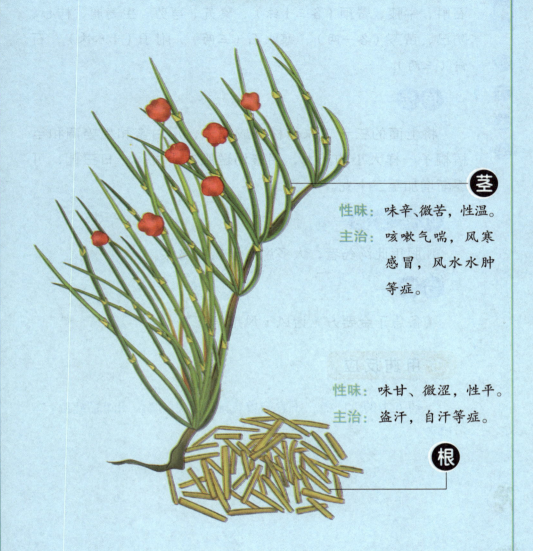

茎

性味：味辛、微苦，性温。

主治：咳嗽气喘，风寒
感冒，风水水肿
等症。

性味：味甘、微涩，性平。

主治：盗汗，自汗等症。

根

产　　地：分布于辽宁、吉林、内蒙古、宁夏、山西、河北、河南等地。

形态特征：小枝圆形，对生或轮生，干后截面髓部呈棕红色。叶对
生，叶片退化成膜质鞘状，下部合生。肉质红色，卵圆
形或半圆形。

功　　效：解表祛风，宣肺平喘，利水消肿，止痉。

石斛、牛膝、署预（各三十铢），秦艽、芎劳、生姜屑、桂心、防已、黄芩（各一两），寒水石（三两），附子（十八铢），石膏（三两）。

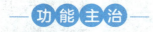

用法

将上面的三十二味药材研成细末，用白蜜和生姜调和至梧桐子一样大小的药丸，用蜜汤送服二十丸，一日三此，可逐渐增加至三十丸。

功能主治

凡服用此汤药者，大多患有虚热翕翕然。

方源

《备急千金要方·诸风·风痱第五》

用药反应

药方中的天门冬，不宜与曾青配合使用。服药期间忌鲤鱼、鲫鱼。

伤寒方

四季有其独特的气候，但凡被四季之气所伤都会生病，其中伤寒较为严重。医生应该根据伤寒侵入人体的时间长短及深浅来治疗，所以医生应该灵活用药。

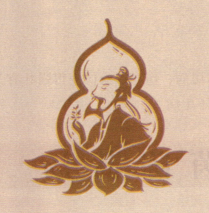

屠苏酒

—配方—

桂心、白术（各十八铢），大黄、蜀椒、桔梗（各十五铢），
菝葜（十二铢）（一方有防风一两），乌头（六铢）。

—用法—

将以上七味药材研细，装在绛袋中，除夕那天中午悬沉到井
中，大年初一凌晨取出，取出后将其放到酒中熬数沸后饮服即可。
开始应少量服用，可渐加量。不仅对自己有益，还可惠及他人。饮
药酒后三天，再次将药渣放到井中，反复饮用，可终生无病。

—功能主治—

在正月初一服，可辟除疫气，避免温病。

—方源—

《备急千金要方·伤寒上·避温第二》。

👉用药反应

服用该方能消除温病、伤寒，身体变得强壮有力，还能预防
伤寒。常年使用可保不生病。

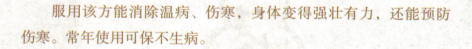

茵陈蒿汤

—配方—

茵陈蒿、芒硝、栀子（各三两），生地黄、石膏（各八两），生葛、

苦参（各四两），豉、葱白（各一升）。

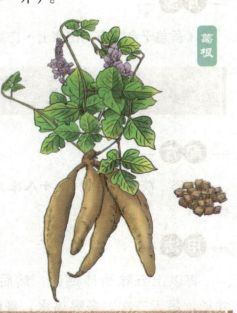

葛根

用法

将以上九味药材研细，加九升水煎煮，取二升半药汁，然后加入芒硝，分三次服用。

功能主治

肾脏温病，身刺腰痛。

方源

《备急千金要方·伤寒上·避温第二》。

青 膏

配方

当归、吴茱萸、附子、芎䓖、白芷、乌头、蜀椒、莽草（各三两）。

用法

将以上八味药材研细，用醇苦酒浸泡两夜，放入四斤猪脂熬至药的颜色变黄，除去药渣，每天三次，每次用温酒送服枣核大小的三枚；如果发汗后身体并未变好，就增加药量，同时可配合涂抹患处。如果刚患伤寒一天，只是头痛背僵的，只要涂抹患处即可。

功能主治

患伤寒后，头痛颈直，四肢酸痛。

伤寒方

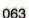

—— 方源 ——

《备急千金要方·伤寒上·伤寒膏第三》。

五 苓 散

—— 配方 ——

猪苓、茯苓、白术（各十八铢），泽泻（三十铢），桂心（十二铢）。

—— 用法 ——

将以上五味治择捣筛，然后制成散药，每次用水送服方寸匕，每天三次。多喝热水，身体出汗就代表已经痊愈了。

—— 功能主治 ——

时行热病，表现为烦躁不安、胡言乱语病人内心烦躁，皮肤上起疙瘩。

—— 方源 ——

《备急千金要方·伤寒上·发汗散第四》

麻 黄 汤

—— 配方 ——

麻黄（三两），甘草、桂枝（各一两），杏仁（七十枚，气喘轻的用五十枚）。

—用法—

将以上四味药材研细，用九升水来熬麻黄，熬到七升时除去药沫，加入其他药，煎煮，除去药渣取二升半，每次服八合后盖上被子捂汗。

—功能主治—

因伤寒而恶寒发热，头、腰、骨节疼痛，气喘而无汗。

—方源—

《备急千金要方·伤寒上·发汗汤第五》。

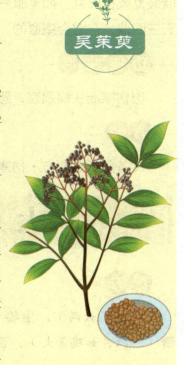

吴茱萸

别　　名：吴萸、茶辣、漆辣子、米辣子、臭辣子树、左力纯幽子。

用药部分：芸香科植物吴茱萸、石虎或疏毛吴茱萸的干燥近成熟果实。

性味归经：味辛、苦，性热；归肝、脾、胃、肾经。

功效主治：散寒止痛，降逆止呕，助阳止泻。主治厥阴头痛，寒疝腹痛，寒湿脚气，经行腹痛，脘腹胀痛，呕吐吞酸，五更泄泻。

使用禁忌：阴虚火旺者和孕妇慎用，外感发热者忌服。

度瘴发汗青散

配方

麻黄（二两半），蜀椒、桂心、乌头、干姜（各一两六铢），吴茱萸、防风、桔梗、细辛、白术（各一两）。

用法

将以上十味药材治择捣筛，然后制成散药，每次用温酒送服方寸匕，再盖上被子让自己出汗。如果出汗少或不出汗，再依法服药；但若出汗已足，却还像以前一样发热头痛，说明是内实证，应该服驮豉丸或翟氏丸。如果服后偏头重，可将适量药末塞入鼻孔中，每天三四遍，一定会痊愈的。

功能主治

因伤寒而头痛颈直，恶寒发热，体疼发红。

方源

《备急千金要方·伤寒上·发汗散第四》。

大青龙汤

配方

麻黄（六两），生姜（三两），桂心、甘草（各二两），石膏（一枚，如鸡蛋大），杏仁（四十枚），大枣（十二枚）。

— 用法 —

分别将以上七味药研细，加九升水来熬麻黄，去沫后加入其他药，熬取三升汤药，每次服一升后盖上厚被子捂汗。如果身体不出汗可再服；但出汗的不可再服，否则会出现惕肉证而筋肉抽搐跳动的不良症状。

— 功能主治 —

中风伤寒，脉象浮紧，身体疼痛，发热恶寒，烦躁而不出汗。

— 方源 —

《备急千金要方·伤寒上·发汗汤第五》

水 导 散

— 配方 —

白芷（一两），甘遂（半两）。

— 用法 —

将以上二味药材治择捣筛，然后制成散药，每次用水送服方寸匕，每隔一段时间让患者喝凉水，喝到吐出为止，每到此时患者的小便应为红色。

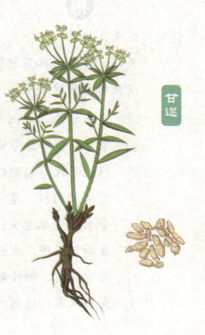

甘遂

— 功能主治 —

症状为心中烦热如火，狂言妄语，想狂奔。

伤寒方

白芷

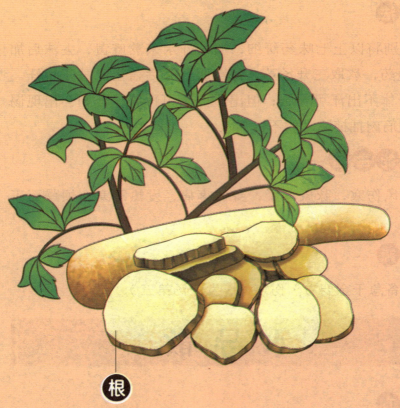

根

性味： 味辛，性温。

主治： 头痛，牙痛，风寒感冒，疮痈肿毒，鼻渊，
皮肤风湿瘙痒等症。

产　地： 分布于山西、河南、河北、湖南、湖北、四川、云南以
及东北、华北等地。

形态特征： 根呈圆柱形或圆锥形，有分枝，表面呈黄褐色。茎中空，
有纵长沟纹，基部粗大，无毛，通常呈紫色。叶呈羽状
分裂，先端急尖，边缘有不规则的锯齿。花白色，排成
复伞形花序，生长于枝顶或侧生。果实长圆形或卵圆形，
近海绵质，侧棱翅状。

功　效： 发表散寒，通窍止痛，消肿排脓，燥湿止带。

— 方 源 —

—— 方 源 ——

《备急千金要方·伤寒上·宜吐第七》。

青 葙 子 丸

—— 配 方 ——

青葙子（五两），龙胆、栀子仁、黄连（各三两）、黄柏（二两），苦参、黄芩、瓜蒌根（一两）。

—— 用 法 ——

将以上八味药研末，制成蜜丸，每次饭前服梧子大小的七丸，每天三次，如果服用后身体没有反应可渐加大用量。

—— 功 能 主 治 ——

伤寒后内热烦渴。

—— 方 源 ——

《备急千金要方·伤寒上·发汗吐下后第九》

木 香 汤

—— 配 方 ——

青木香（二两），薰陆香、丁香、矾石（各一两），麝香（半两）。

伤
寒
方

用法

　　将上面五味药材研成细末，用四升水煮取一升半药汁，分两次服用。如果患者身上的热毒比较旺盛，可以在药方中加入一两犀角（现已不用犀角），如果没有犀角可以用升麻代替。如果患者的病情比较轻，可以去掉矾石，效果较佳。

功能主治

　　疮出烦疼。

方源

　　《备急千金要方·伤寒上·发吐汗下后第九》。

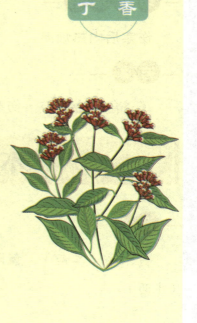

丁　香

别　　名：	支解香、丁子香、瘦香娇。
用药部分：	桃金娘科植物丁香的干燥花蕾。
性味归经：	味辛，性温；归脾、胃、肾经。
功效主治：	具有温肾助阳，温中降逆的功效。主治脘腹冷痛，食少吐泻，胃寒呃逆，腰膝酸冷，肾虚阳痿。
使用禁忌：	热病及阴虚内热者禁服。另外，不宜与郁金同用，不宜与组胺、氯化钡、乙酰胆碱等药合用。

肝脏方

中医理论中，肝主魂，魂就是精神、意识等方面的精神能量，而肝脏是蕴藏这种能量的所在。如果人的肝气虚就会感到恐惧，肝气实就容易生气，当肝脏发生疾病时，可能会影响人的情绪，甚至导致其他疾病的出现，医生要根据不同的症状及时用药。

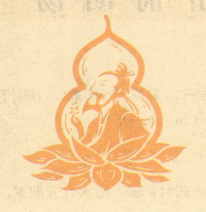

竹沥泄热汤

— 配方 —

竹沥（一升），生姜、芍药（各四分），大青、麻黄、栀子仁、升麻、茯苓、玄参、知母（各三分），生葛、石膏（各八分）。

— 用法 —

将以上十二味药材切碎，加水九升煎煮，取二升半药汁，去渣，加入竹沥，再煮两三沸，分三次服用。

— 功能主治 —

肝实热，喘逆闷恐，视物不清，狂悸，妄言等。

— 方源 —

《备急千金要方·肝脏·肝虚实第二》。

泻肝前胡汤

— 配方 —

前胡、秦皮、细辛、栀子仁、黄芩、升麻、蕤仁、决明子、芒硝（各三两），苦竹叶、车前叶（切，各一升）。

— 用法 —

将除芒硝外的十一味药材切碎，加水九升煎煮，取三升药汁，去渣，加入芒硝，分三次服用。也有方子加柴胡三两，共十二味。

功能主治

肝实热，胸满，气急阻塞，眼睛疼痛等。

方源

《备急千金要方·肝脏·肝虚实第二》。

防风煮散

配方

防风、茯苓、葳蕤、白术、橘皮、丹参（各一两三分），细辛（二两），射干、甘草（各一两），升麻、黄芩（各一两半），大枣（二十一枚），酸枣仁（三分）。

用法

将上面的十三味药材研成细末制成散药，每次取二方寸匕的量用布帛包裹，加二升井花水煎煮，时常翻动药包，取一升药汁，分两次服用。

功能主治

肝实热，梦中发怒、虚惊等。

方源

《备急千金要方·肝脏·肝虚实第二》。

防风补煎

配方

防风、细辛、芎䓖、白鲜皮、独活、甘草（各三两），橘皮（二两），大枣（二十一枚），甘竹叶（切，一斗），蜜（五合）。

用法

将上面的十味药材切碎，用一斗二升水，先煮前九味，取四升药汁，去渣，下蜜前再煎两沸，分四次服用，白天三次，夜晚一次。如果是五、六月，必须用干燥器具贮藏，藏入冷水中。

功能主治

肝虚寒，眼昏，视物不清等。

方源

《备急千金要方·肝脏·肝虚实第二》

补 肝 汤

配方

山茱萸（《千金翼》作乌头）、甘草、桂心（各一两），细辛、桃仁（《千金翼》作蕤仁）、柏子仁、茯苓、防风（各二两），大枣（二十四枚）。

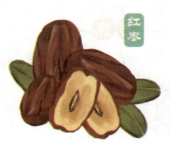

红枣

— 用 法 —

将上面的九味药材切碎，加水九升煎煮，取五升药汁，去渣，分三次服用。

— 功 能 主 治 —

肝气不足，两胁下满，四肢厥冷，筋急，不能大口呼吸，心腹疼痛，视物不清，以及妇人心痛乳痛，膝热消渴，指甲干枯，口面色青等。

— 方 源 —

《备急千金要方·肝脏·肝虚实第二》。

补 肝 散

— 配 方 —

山茱萸、桂心、薯蓣、天雄、茯苓、人参（**各五分**），芎劳、白术、独活、五加皮、大黄（**各七分**），防风、干姜、丹参、厚朴、细辛、桔梗（**各一两半**），甘菊花、甘草（**各一两**），贯众（**半两**），橘皮（**三分**），陈麦曲、大麦蘗（**各一升**）。

— 用 法 —

将上面的二十三味药材切捣过筛制成散药，以酒送服，每次服方寸匕的量，一日两次。如果消化不良，可以饭后服用；如果用于止痛，可以饭前服用。

功能主治

左胁偏痛，消化不良，眼睛发昏，迎风流泪，视物不清，遇风寒病情加重等。

方源

《备急千金要方·肝脏·肝虚实第二》。

槟榔汤

配方

槟榔（二十四枚），母姜（七两），附子（七枚），茯苓、橘皮、桂心（各三两），桔梗、白术（各四两），吴茱萸（五两）。

别　　名：	宾门、仁频、宾门药饯。
用药部分：	棕榈科植物槟榔的干燥成熟种子。
性味归经：	味苦、辛，性温；归胃、大肠经。
功效主治：	具有行气，利水，杀虫消积的功效。主治食积气滞，肠道寄生虫病，水肿，疟疾，脚气肿痛等。
使用禁忌：	脾虚便溏、气虚下陷者忌用，孕妇慎用。

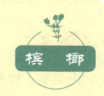

槟榔

用法

将上面的九味药材切碎，加九升水煎煮，取三升药汁，去渣，分三次温服。如果患者气喘，加芎䓖三两、半夏四两、甘草二两。如果肝虚，视物不清，可用针灸的方法，即灸肝俞穴二百壮，小孩斟酌处理，可灸七至十四壮。

功能主治

肝虚寒，胀满气急，胁下疼痛，眼睛昏浊，视物不清等。

方源

《备急千金要方·肝脏·肝虚实第二》。

丹 参 煮 散

配方

丹参（三两），当归、通草、干地黄、麦门冬、升麻、禹余粮、麻黄（各一两十八铢），牛膝（二两六铢），生姜（切，炒取焦干）、牡蛎、芎䓖、杜仲、续断、地骨皮（各二两），甘草、桂心（各一两六铢）。

用法

将上面的十七味药材切捣过筛制成粗散，用绢袋盛装二方寸匕的量，用井花水二升煎煮，不时翻动袋子，取一升药汁，一次服完，每天两次。

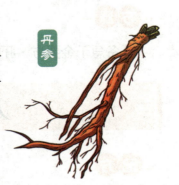

功能主治

筋实极，症状为两脚下满痛，不能远行，脚心像筋被割断一样，疼痛难忍。

方源

《备急千金要方·肝脏·筋极第四》。

五 加 酒

— 配方 —

五加皮（一斤），枳刺（二升），大麻仁（三升），猪椒根皮、丹参（各八两），桂心、当归、甘草（各三两），天雄、秦椒、白鲜、通草（各四两），芎䓖、干姜（各五两），薏苡仁（半升）。

— 用法 —

将上面的十五味药材切碎，用绢袋盛装，用四斗清酒浸泡，春夏两季四天，秋冬两季六七天，初时服六七合，可逐渐加量，以痊愈为准。

— 功能主治 —

筋虚极及筋痹，症状是容易悲观沉思、脚手拘挛、四肢嘘吸、伸动缩急、颜色苍白、腹中转痛等。

— 方源 —

《备急千金要方·肝脏·筋极第四》。

人 参 酒

— 配方 —

人参、防风、茯苓、细辛、秦椒、黄芪、当归、牛膝、桔梗（各一两半），干地黄、丹参、薯蓣、钟乳、矾石（各三两），山茱萸、芎䓖（各二两），白术、麻黄（各二两半），大枣（三十枚），五加皮（一升），生姜（切，炒干）、乌麻（碎，各二升）。

山茱萸

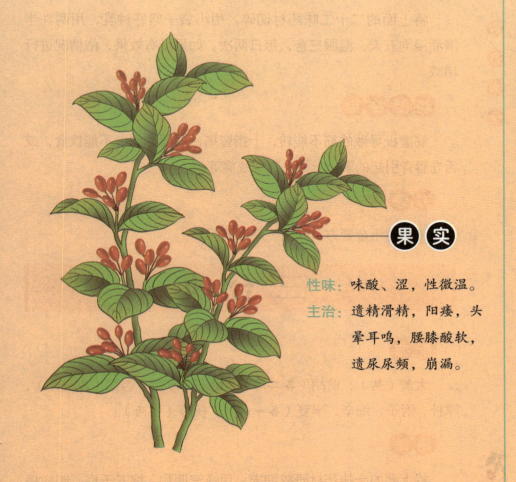

果实

性味：味酸、涩，性微温。

主治：遗精滑精，阳痿，头
晕耳鸣，腰膝酸软，
遗尿尿频，崩漏。

产　　地：分布于陕西、河南、山东、山西、安徽、浙江、四川等地。

形态特征：树皮淡褐色。叶对生，单叶，叶面近无毛或疏生平贴柔
毛，叶背有毛。果实椭圆形或长椭圆形，光滑无毛，成
熟时红色，果皮干后皱缩像葡萄干。种子长椭圆形，两
端钝圆。

功　　效：补益肝肾，涩精固脱。用于治疗眩晕耳鸣，腰膝酸痛，
阳痿遗精，遗尿，尿频，大汗虚脱，内热消渴等症。

─ 用法 ─

将上面的二十二味药材切碎，用小袋子盛好钟乳，用两斗半清酒浸泡五天，温服三合，每日两次。如果没有效果，依情况进行增减。

─ 功能主治 ─

筋虚极导致的筋不能转，十指皆痛，屡屡抽筋，不能饮食，或舌卷唇青引起的睾丸上缩，腹中绞痛等。

─ 方源 ─

《备急千金要方·肝脏·筋极第四》

三 台 丸

─ 配方 ─

大黄（熬）、前胡（各二两），硝石、葶苈、杏仁（各一升），厚朴、附子、细辛、半夏（各一两），茯苓（半两）。

─ 用法 ─

将上面的十味药材研成细末，用蜂蜜调和，捣五千杵，制成梧桐子大小的药丸，开始每次服五丸，逐渐加至十丸，以有感觉为宜。

─ 功能主治 ─

五脏寒热积聚，腹胀肠鸣而嗳气，饮食不能充养肌肤，严重者呕逆。经常服用，具有调和大小便、增长肌肉的功效。

─ 方源 ─

《备急千金要方·肝脏·坚癥积聚第五》。

乌头丸

配方

乌头（十五枚），吴茱萸、蜀椒、干姜、桂心（各二两半），前胡、细辛、人参、芎䓖、白术（各一两六铢），皂荚、紫菀、白薇、芍药（各十八铢），干地黄（一两半）。

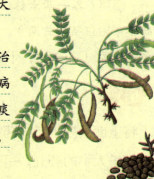

皂荚

别　　名：	皂角、大皂角、皂角、鸡栖子、悬刀、乌犀。
用药部分：	为豆科植物皂荚的干燥成熟果实。
性味归经：	味辛、咸，性温；归肺、大肠经。
功效主治：	祛痰开窍，散结消肿。主治中风口噤，昏迷不醒，癫病痰盛，关窍不通，喉痹痰阻，顽痰喘咳，咳痰不爽，大便燥结；外治痈肿。
使用禁忌：	孕妇及咯血、吐血患者忌服。

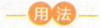

用法

将上面的十五味药材研成细末，用蜂蜜调制成像梧桐子一样大小的药丸，用酒送服十丸，一日三次，可逐渐加量。

━ 功能主治 ━

男人、女人身体寒冷，腹内积聚，邪气来来往往，厥逆抢心，心痛痹闷，呕吐不止。还能治疗妇人产后羸瘦。

━ 方源 ━

《备急千金要方·肝脏·坚癥积聚第五》。

五石乌头丸

━ 配方 ━

钟乳（炼）、紫石英、硫黄、赤石脂、矾石、枳实、甘草、白术、紫菀、山茱萸、防风、白薇、桔梗、天雄、皂荚、细辛、苁蓉、人参、附子、藜芦（各一两六铢），干姜、吴茱萸、蜀椒、桂心、麦门冬（各二两半），乌头（三两），厚朴、远志、茯苓（各一两半），当归（二两），枣膏（五合），干地黄（一两十八铢）。

━ 用法 ━

将上面的三十二味药材研成细末，用蜂蜜调和，捣五千杵，制成梧桐子大小的药丸，每次用酒送服十丸，每天服用三次，酌情适当加量。

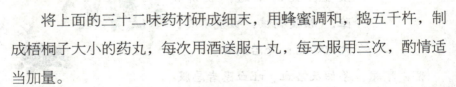

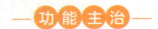

━ 功能主治 ━

虚弱劳冷，以及呕吐，逆不下食，略有风湿等。

━ 方源 ━

《备急千金要方·肝脏·坚癥积聚第五》。

胆腑方

胆腑受肝主管，肝合气于胆，二者共同主持疏泄，对各腑脏有调节制约的作用。

胆腑出现异常时，患者可能会感到口中苦涩、呕吐宿汁、时常恐惧，不同的症状有着不同的治疗方法，医生应根据患者症状下药。

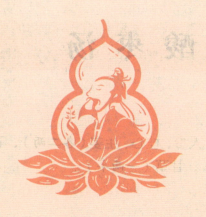

半夏千里流水汤

—配方—

半夏、宿姜（各三两），黄芩（一两），生地黄（五两），远志、茯苓（各二两），秫米〔一升），酸枣仁（五合）。

—用法—

将上面的八味药材切碎，用五斗长流水煮秫米，煎至沸腾如蟹目状，扬三千次，澄清，取九升煮药，取三升半药汁，分三次服下。（《集验方》治虚烦闷不得眠，无地黄、远志，有麦门冬、桂心、甘草、人参各二两。）

—功能主治—

胆腑实热导致的精神不宁。

—方源—

《备急千金要方·胆腑·胆虚实第二》。

酸枣汤

—配方—

酸枣仁（三升），人参、桂心、生姜（各二两），石膏（四两），茯苓、知母（各三两），甘草（一两半）。

—用法—

将上面的八味药材切碎，先用一斗水煮酸枣仁，取七升药汁，除去药渣，然后放入其他的药再煎，取三升药汁，分三次服用，每天三次。

── 功能主治 ──

虚劳，胸中气奔、烦扰不安、夜不能眠等。

── 方源 ──

《备急千金要方·胆腑·胆虚实第二》。

温 胆 汤

── 配方 ──

半夏、竹茹、枳实（各二两），橘皮（三两），甘草（一两），生姜（四两）。

── 用法 ──

将上面的六味药材切碎，用八升水煎煮，取两升药汁，分三次服用。

── 功能主治 ──

大病初愈后虚烦不得眠等。

── 方源 ──

《备急千金要方·胆腑·胆虚实第二》。

柴 胡 发 泄 汤

── 配方 ──

柴胡、升麻、黄芩、细辛、枳实、栀子仁、芒硝（各三两），淡竹叶、生地黄（各一升），泽泻（四两）。

—用法—

将上面的十味药材切碎，用九升水煎煮，取三升药汁，去渣，分三次服用。

—功能主治—

髓实肝热而导致的勇悍惊悸和身体内发热等。

—方源—

《备急千金要方·胆腑·髓虚实第四》。

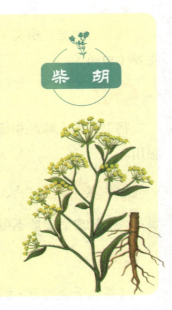

别　　名：	菇草地、熏、山菜、柴草。
用药部分：	伞形科植物柴胡或狭叶柴胡的干燥根。
性味归经：	味苦、辛，性微寒；归肝、胆经。
功效主治：	具有疏肝解郁，升举阳气，解表退热的功效。主治气虚下陷，肝郁气滞，退热截疟，脏器脱垂。
使用禁忌：	肝风内动，阴虚火旺，阴虚阳亢，气机上逆者忌用或慎用。

柴　胡

羌活补髓丸

—配方—

羌活、川芎、当归（各三两），桂心（二两），人参（四两），枣肉、羊髓、酥（各一升），牛髓、大麻仁（各二升）。

— 用法 —

将上面的十味药材中取前五味药材，将其捣碎成末，然后加入枣肉、大麻仁再捣，让上面的这些药材相互混合，浸渍为一体，然后再放入其他的药材，将这些研成细末的药材装入铜钵中，用沸腾两次的开水煎煮，然后制成像梧桐子一样大小的药丸，每次用酒送服三十丸，每天两次，可逐渐加量至四十丸。

— 功能主治 —

髓虚，因胆腑中有寒气而导致的头痛不安。

— 方源 —

《备急千金要方·胆腑·髓虚实第四》。

黄土汤

— 配方 —

伏龙肝（鸡子大，二枚），桂心、干姜、当归、芍药、白芷、甘草、阿胶、芎劳（各一两），生地黄（二两），细辛（半两），吴茱萸（二升）。

— 用法 —

将上面的十二味药材切碎，用七升酒、三升水煎煮，取三升半药汁，去渣，加入阿胶，再煮，取三升药汁，分三次服用。

— 功能主治 —

吐血及嗳气，亦治衄血。

—— 方源 ——

《备急千金要方·胆腑·吐血第六》。

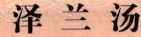

泽兰汤

—— 配方 ——

泽兰、糖（各一斤），桂心、桑根白皮、人参（各三两），远志（二两），生姜（五两），麻仁（一升）。

—— 用法 ——

将上面的八味药材切碎，用一斗五升醇酒煎煮，取七升药汁，去渣加糖，饭前服用一升，白天三次，夜间一次，服药期间不要劳动。

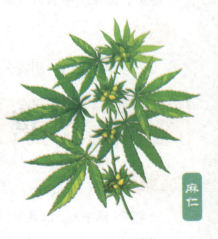

麻仁

—— 功能主治 ——

伤中里急，时寒时热，欲呕血，胸胁挛痛，小便赤黄等。

—— 方源 ——

《备急千金要方·胆腑·吐血第六》。

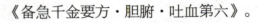

生 地 黄 汤

—— 配方 ——

生地黄（一斤），大枣（五十枚），阿胶、甘草（各三两）。

生　姜

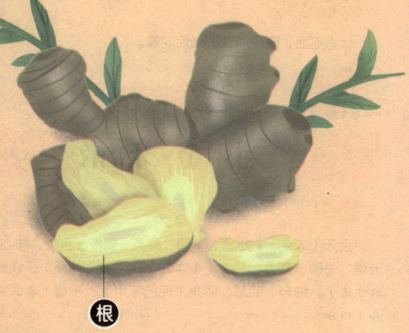

叶

性味：味辛，性温。

主治：扑损瘀血，癥积等症。

根

性味：味辛，性温。

主治：风寒感冒，胃寒呕吐，肺寒咳
　　　嗽，脾胃虚寒等症。

产　　地：分布于四川、广东、广西、湖北、福建等地。

形态特征：姜的叶呈线状披针形，光滑无毛。花茎自根茎生出；穗
　　　　　状花序卵形至椭圆形；苞片淡绿色，卵圆形；花冠黄绿
　　　　　色，裂片披针形；唇瓣中央裂片为长圆状倒卵形，比花
　　　　　冠裂片短，有淡紫色条纹及淡黄色斑点。根茎肥厚，有
　　　　　辛辣味。

功　　效：温中散寒，回阳通脉，燥湿消痰。

用法

将上面的四味药材切碎，用一斗水煎煮，取四升药汁，分四次服下，白天三次，夜间一次。

功能主治

忧恚呕血，胸中痛，短气烦闷等。

方源

《备急千金要方·胆腑·吐血第六》。

小 金 牙 散

配方

金牙（五分），雄黄、萆薢、黄芩、蜀椒、由跋、桂心、莽草、天雄、朱砂、麝香、乌头（各二分），牛黄（一分），蜈蚣（一枚六寸者），细辛、葳蕤、犀角（现已不用）、干姜（各三分），黄连（四分）。

用法

将上面的十九味药材捣碎过筛制成散药，与牛黄、麝香一起捣三千杵。每次用温酒送服五钱匕，白天三次，夜间两次。也可以将一方寸匕装在绛袋中佩戴，男左女右，可避邪。夜里行走时和早晚起雾时将药涂在人中处。

功能主治

脚弱风邪，南方瘴疠疫气，鬼疰。

方源

《备急千金要方·胆腑·万病丸散第七》。

心脏方

心脏主管神，神是由五脏的精气结聚而生的，心脏之本是五脏之精。人的神蕴藏在心中，如果人的心脏出现异常，可能会有心痛、气短、忧愁、手掌烦热、面赤身热、两肋疼痛等症状，治疗时要根据情况下药。

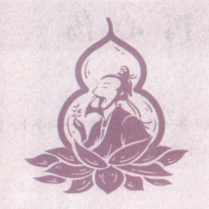

石膏汤

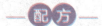

—— 配方 ——

石膏（一斤），淡竹叶、香豉（各一升），小麦（三升），地骨皮（五两），茯苓（三两），栀子仁（二十一枚）。

—— 用法 ——

将上面的七味药材切碎，先用一斗五升水煮小麦和淡竹叶，取八升药汁，澄清后放入其他药材，取两升药汁，去渣，分三次服用。（《外台》名泻心汤。）

—— 功能主治 ——

心实热或想吐而吐不出来，烦闷气喘，头痛等。

—— 方源 ——

《备急千金要方·心脏·心虚实第二》。

泻心汤

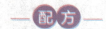

—— 配方 ——

人参、黄芩、甘草（各一两），干姜（一两半），黄连（二两），半夏（三两），大枣（十二枚）。

—— 用法 ——

将上面的七味药材切碎，用八升水煎煮，取二升半药汁，分三次服用。如果患者发寒，加附子一枚；如果患者口渴，加栝楼根二两；如果患者发呕，加橘皮一两；如果患者疼痛，加当归一两；如果患者客热，以生姜代替干姜。

功能主治

老小下利，肠中雷鸣，心下痞满，水谷不消，干呕不安等。

方源

《备急千金要方·心脏·心虚实第二》。

大 黄 泄 热 汤

配方

大黄、泽泻、黄芩、芒硝、栀子仁（各三两），桂心、通草（各二两），石膏（八两），甘草（一两），大枣（二十枚）。

用法

将上面的十味药材切碎，取九升水，先加一升水将大黄浸泡一宿，然后用剩余的八升水煮其他药，取二升五合药汁，去渣，加入大黄煮两沸，再去渣，加入芒硝冲化，分三次服用。

功能主治

心劳热，口生疮，闭塞不通，大便痛苦，小肠生热等。

方源

《备急千金要方·心脏·心劳第三》

心脏方

羊肉当归汤

— 配方 —

当归（四分），干姜、橘皮、黄芪、芍药、芎䓖、桂心、独活、防风（各一分），人参、吴茱萸、甘草、干地黄、茯苓（各一分），生姜（六分），大枣（三十枚），羊肉（半斤）。

— 用法 —

将上面的十七味药材切碎，用一斗半水煮肉，取一斗二升汤汁，取出羊肉放入剩下的药，煮取三升药汁，分三次服用，一日三次，覆取温暖。

— 功能主治 —

腹冷绞痛。

— 方源 —

《备急千金要方·心脏·心腹痛第六》。

细辛散

— 配方 —

枳实、生姜、栝楼实、干地黄、白术（各三两），桂心、茯苓、细辛、甘草（各二两）。

—用 法—

　　将上面的九味药材切捣过筛制成散药，用酒送服方寸匕，每天三次。

—功能主治—

　　胸痹，胸背痛，短气等。

—方 源—

　　《备急千金要方·心脏·胸痹第七》。

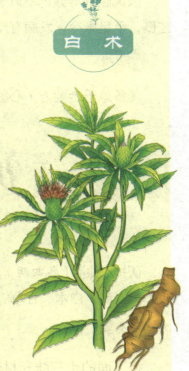

别　　　名：	山蓟、山姜、山连。
用药部分：	菊科植物白术的根茎。
性味归经：	味苦、甘，性温；归脾、胃经。
功效主治：	具有健脾益气，燥湿利尿，止汗，安胎的功效。主治腹胀，泄泻，便秘，水肿，自汗，胎动不安等症。
使用禁忌：	妊娠胎动不安属热证者，外感风热或温热、阴虚火旺、血虚血热等证者，低血糖患者不宜大量使用白术单味药。
注　　　意：	保存白术炭时应注意散热，防止其复燃。

白 术

心脏方

095

防 风 汤

配方

防风、附子、防己、甘草、干姜（各一两），桂心、蜀椒（各二两）

用法

将上面的七味药材分别切碎，用四升水煎煮，取二升药汁，分三次服用，每天三次。

功能主治

因风眩而导致的呕吐气逆、饮食不下，一吃饭就呕吐，起身就眩倒，手足厥冷，发病有规律。

方源

《备急千金要方·心脏·头面风第八》。

茯 神 汤

配方

茯神、独活（各四两），黄芪、远志、生姜（各三两），防风（五两），人参、白术、甘草、附子、苁蓉、当归、牡蛎（各二两）。

用法

将上面的十三味药材切碎，用一斗二升劳水煎煮，取三升药汁，一次服五合。

风眩倒转，吐逆，恶闻人声等。

《备急千金要方·心脏·头面风第八》。

防 风 散

防风（五两），桂心、天雄、细辛、人参、附子、乌头、干姜、朱砂、莽草、茯苓、当归（各二两）。

将上面的十二味药材切捣过筛制成散药，用酒送服方寸匕的量，每天三次。

头面遍身风肿，头晕目眩，眼睛流泪等。

《备急千金要方·心脏·头面风第八》。

沐 头 汤

大麻子、秦椒（各三升），皂荚屑（五合）。

用法

将以上三味药材熟研，放入泔中渍一宿，除去药渣用木匕搅拌，取一些用来洗头发。

功能主治

肺劳热，不问冬夏老少，头生白屑，瘙痒不堪。

方源

《备急千金要方·心脏·头面风第八》。

生 发 膏

配方

乌喙（三两），莽草、石楠、细辛、续断、皂荚、泽泻、白术、辛夷、防风、白芷（各二两），竹叶、松叶、柏叶（各半升），猪脂（四升）。

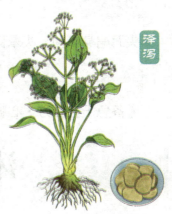

泽泻

用法

将以上十五味药材用三升清醋浸泡一宿，第二天清晨用微火脂煎，三上三下，白芷变为黄色，膏成，除去药渣过滤，洗头发后涂上。

功能主治

头风痒白屑。

方源

《备急千金要方·心脏·头面风第八》。

小肠腑方

小肠腑受心主管，与心相合，舌是其外在表现，如果小肠发生病变，患者会感到小腹疼痛、腰脊痛、耳前发热或非常寒冷等，症状不同用药也不同。

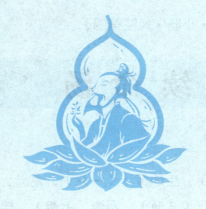

防己地黄汤

—— 配方 ——

防己、甘草（各二两），生地黄（五斤另切，病轻者减至二斤），桂心、防风（各三两）。

—— 用法 ——

将上面的五味药材分别切碎，用一升水浸泡一宿，第二天早晨用布绞去汁，将筛选出的药渣放在竹床上，再将生地黄放在药渣上，一起放在三斗米下蒸，蒸的时候用铜器在下面接取汁液，米蒸熟时取下，然后将接的汁与以前的药汁加在一起混合绞取，分两次服用。

—— 功能主治 ——

语言混乱，目光闪动不定，患者自称见鬼，思绪混乱等。

—— 方源 ——

《备急千金要方·小肠·风眩第四》。

续命汤

—— 配方 ——

竹沥（一升二合），生地黄汁（一升），龙齿、生姜、防风、麻黄（各四两），防己（三两），石膏（七两），桂心（二两），附子（三分）。

用法

将上面的十味药材切碎，用一斗水煎煮，取三升药汁，分三次服用。气证的患者，加附子至一两、五合紫苏子、半两橘皮。如果服过续命汤，口开，四肢尚未完全恢复知觉，心中尚未清醒的，可用紫石汤主治。

功能主治

风眩病，烦闷无知，口吐白沫，四肢角弓反张，说话困难等。

地黄汁

方源

《备急千金要方·小肠·风眩第四》。

薯蓣汤

配方

薯蓣、人参、麦门冬（各四两），前胡、芍药、生地黄（各八分），枳实、远志、生姜（各三分），茯苓、茯神（各六分），半夏（五分），甘草、黄芩、竹叶（各一分），秫米（三合）。

用法

将上面的十六味药分别切碎，取一些江里的水，高举手扬三百九十下（如果没有江水，可以用千里东流水代替，让水高扬过头），选取三斗来煮米，当水量煮至一斗时，加入半夏，当水量减少至九升时，除去药渣，然后加入剩下的药材煎熬，最后取四升药汁，分四次服用。

— 功能主治 —

因心中惊悸而导致的头面发热，心胸痰满，四肢疲困，头目眩晕就像不停地在摇晃。

— 方源 —

《备急千金要方·小肠·风眩第四》。

续命风引汤

— 配方 —

麻黄、芎䓖、石膏、人参、防风（各三两），甘草、桂心、独活（各二两），防己、附子、当归（各一两），杏仁（三十枚），陈姜（五两，一本无陈字）。

— 用法 —

将上面的十三味药材切碎，用三升酒、一斗水煎煮，取四升药汁，分四次服用，白天三次，晚间一次。

— 功能主治 —

中风癫眩，不省人事，狂言，舌头肿大等。

— 方源 —

《备急千金要方·小肠·风癫第五》。

柴胡泽泻汤

— 配方 —

柴胡、泽泻、橘皮（或桔梗）、黄芩、枳实、旋复花、升麻、芒硝（各二两），生地黄（切一升）。

— 用 法 —

将上面九味药切碎，以一斗水煎煮取三升药液，去渣后加入芒硝，分两次服用。

— 功 能 主 治 —

小肠热胀，口疮。

— 方 源 —

《备急千金要方·小肠·虚实第二》

十 黄 散

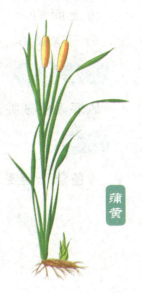

— 配 方 —

雄黄、人参（各五分），黄芩、大黄、黄柏、黄芪、细辛、桂心（各三分），黄连、麻黄、黄昏（即合欢）、蒲黄（各一分），黄环、泽泻、山茱萸（各二分）。

— 用 法 —

将上面的十五味药材切捣过筛制成散药，饭前用温酒送服方寸匕的量，每天三次，如果没有效果，逐渐增加至二方寸匕。体质虚弱的人，可增加人参五分。

— 功 能 主 治 —

五脏六腑血气衰少，神魂颠倒，失魂落魄，恍惚不安，悲喜无常等。

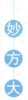

孙思邈

妙方大全

—— 方 源 ——

《备急千金要方·小肠·风癫第五》。

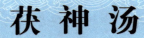

茯 神 汤

—— 配 方 ——

茯神、防风（各三两），人参、远志、甘草、龙骨、桂心、独活（各二两），白术（一两），酸枣（一升），细辛、干姜（各六两）。

—— 用 法 ——

将上面的十二味药材切碎，用九升水煎煮，取三升药汁，分三次服用。

—— 功 能 主 治 ——

风邪入侵五脏，大虚惊悸等。

—— 方 源 ——

《备急千金要方·小肠·风虚惊悸第六》

脾脏方

脾主管意，是意的藏身之所，脾统摄其余四脏。嘴唇是其外候。如果脾生了病，注注会有身体沉重、面色泛黄、饮食不消、腹部胀满等症状，治疗时要根据具体情况下药。

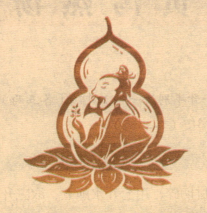

泻 热 汤

—配方—

前胡、茯苓、龙胆、细辛、芒硝（各三两），杏仁（四两），玄参、大青（各二两），苦竹叶（切，一升）。

—用法—

将上面的九味药材切碎，用九升水煎煮，取三升药汁，分三次饭后服用。

—功能主治—

舌本强直，或者梦见唱歌作乐的场景，身体沉重不能行走等。

—方源—

《备急千金要方·脾脏上·脾虚实第二》。

大 黄 泻 热 汤

—配方—

大黄（细切，水一升半别渍一宿）、甘草（各三两），泽泻、茯苓、黄芩、细辛、芒硝、橘皮（各二两）。

—用法—

将上面的八味药材切碎，用七升水煎煮，取三升三合药汁，去渣，加入大黄，再煎两沸，去渣，加入芒硝，分三次服用。

功能主治

脾脉厥逆，大腹中热，心烦，腹部发胀，身体沉重，吃不下饭，脾急疼痛等。

方源

《备急千金要方·脾脏上·脾虚实第二》。

半夏汤

配方

半夏、宿姜（各八两），茯苓、白术、杏仁（各三两），橘皮、芍药（各四两），竹叶（切，一升），大枣（二十枚）。

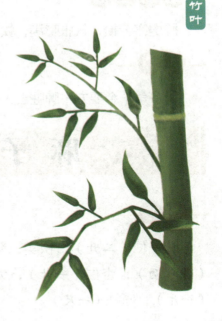

竹叶

用法

将上面的九味药材切碎，用一升水煎煮，取三升药汁，分四次服用。

功能主治

脾劳实，四肢无力，五脏失调，腹部胀满，气急不安等。

方源

《备急千金要方·脾脏上·脾劳第三》。

脾脏方

膏 酒

配方

猪膏（三升），宿姜（汁，五升），吴茱萸（一升），白术（一斤）。

用法

将上面的吴茱萸、白术两味药材研成细末，切捣过筛制成散药，加入宿姜汁和猪膏煎煮，取六升药汁，用一升温清酒送服方寸匕的量，每天两次。

功能主治

脾虚寒劳损，气胀噫满，饮食困难等。

方源

《备急千金要方·脾脏上·脾劳第三》。

麻 子 仁 丸

配方

麻子仁（二升），枳实、芍药（各八两），杏仁（一升），大黄（一斤），厚朴（一尺）。

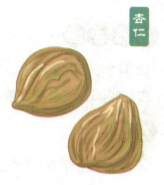

杏仁

用法

将上面的六味药材研成细末，用蜂蜜调和制成梧桐子大小的药丸，用汤液送服五丸，每天三次，逐渐增加至十丸。

── 功能主治 ──

大便坚硬，小便利而不渴等。

── 方源 ──

《备急千金要方·脾脏上·秘涩第六》。

大 五 柔 丸

── 配方 ──

大黄、芍药、枳实、苁蓉、葶苈、甘草、黄芩、牛膝（各二两），桃仁（一百枚），杏仁（四十枚）。

── 用法 ──

将上面的十味药材研成细末，用蜂蜜调和，制成像梧桐子一样大小的药丸，用酒送服，每次服用三丸，一日三次，此后可逐渐加至二十丸。

── 功能主治 ──

脏气不调，大便困难，通荣卫，对九窍有利，可消谷、益气。

── 方源 ──

《备急千金要方·脾脏上·秘涩第六》。

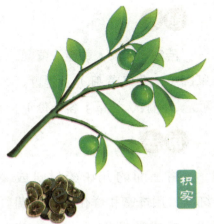

枳实

脾脏方

练 中 丸

配方

大黄（八两），葶苈、杏仁、芒硝（各四两）。

用法

将上面的四味药材研为细末，用蜜调和制成梧桐子大小的药丸，饭后服用七丸，每天两次，逐渐增加。

功能主治

宿食不消，大便困难。

方源

《备急千金要方·脾脏上·秘涩第六》

苦 参 橘 皮 丸

配方

苦参、橘皮、黄连、黄檗、鬼臼（一作鬼箭羽）、蓝青、独活、阿胶、甘草（各等份）。

用法

将上面的九味药材研成细末，用蜂蜜和烊化的阿胶调和，制成如梧桐子大小的药

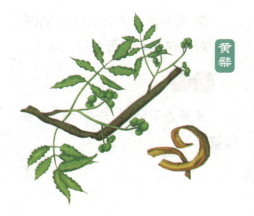

黄檗

丸，每次用汤液送服十丸，每天三次，逐渐增加。

热毒痢。

方源

《备急千金要方·脾脏下·热痢第七》。

龙 骨 丸

配方

龙骨、龙胆、羚羊角、当归、附子、干姜、黄连（各三十铢），赤石脂、矾石（各一两半），犀角、甘草、熟艾（各十八铢）。

用法

将上面的十二味药材研成细末，用蜂蜜调和成小豆大小的药丸，饭前服用十五丸，每天三次，可逐渐增加至二十丸。

功能主治

下血痢，腹痛等。

方源

《备急千金要方·脾脏下·热痢第七》。

茯 苓 汤

配方

茯苓、黄檗、黄连、龙骨、人参、干姜、黄芩、桂心、芍药、当归、栀子仁、甘草（各半两），赤石脂（一两），大枣（十二枚）。

用法

将上面的十四味药材分别切碎，用五升水煎煮，取二升药汁，分两次服用。如果服后依然没有痊愈，可以连续服用三剂。

功能主治

风虚而导致的冷痢滞下，具体症状为泻下脓血，每天数十次，腹中空竭，病情十分严重。

方源

《备急千金要方·脾脏下·热痢第七》。

厚 朴 汤

配方

厚朴、干姜、阿胶（各二两），黄连（五两），艾叶、石榴皮（各三两）。

用法

将上面的六味药材切碎，用七升水煎煮，取二升药汁，分两次服用。

功能主治

久痢不止。

方源

《备急千金要方·脾脏下·冷痢第八》。

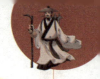

别　　名：医草、灸草。

用药部分：菊科植物艾的叶。

性味归经：味辛、苦，性温；归肝、脾、肾经。

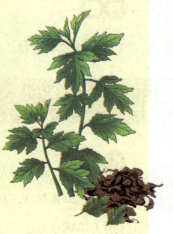

功效主治：具有温经止血，散寒止痛，祛湿止痒的功效。主治吐血，衄血，咯血，便血，崩漏，妊娠下血，月经不调，痛经，胎动不安，心腹冷痛，泄泻久痢，霍乱转筋，带下，湿疹，疥癣，痔疮，痈疡。

使用禁忌：阴虚血热者慎服。

注　　意：由于艾叶中含有挥发油，所以口服会对患者肠胃产生刺激。阴虚血热者慎服。

四续丸

配方

云实（五合，熬令香），龙骨（三两），附子、葳蕤（各二两），白术（二两半）。

用法

将上面的五味药材研成细末，用蜡煎熬熔化，制成梧桐子大小

脏脏方

的药丸，每次服五丸，每天三次。

—功能主治—

三十年注痢导致的形体消瘦，面色萎黄等。

—方源—

《备急千金要方·脾脏下·冷痢第八》。

椒 艾 丸

—配方—

蜀椒（三百粒），乌梅（一百枚），熟艾（一升），干姜（三两），赤石脂（二两）。

—用法—

上面的五味药材先取蜀椒、干姜、熟艾切捣过筛制成散药，将乌梅置于一斗米下蒸至饭熟，

乌梅

去掉核，加入干姜、蜀椒末，一起捣三千杵，用蜂蜜调和制成梧桐子大小的药丸。每次服十丸，每天三次，如果没有效果，可增加至二十丸，加黄连一升。

—功能主治—

久痢，所食之物无法消化，面色或青或黄，四肢沉重，骨肉消瘦，两足逆冷，腹中生热等。

《备急千金要方·脾脏下·冷痢第八》。

曲蘖丸

配方

大麦蘖、好曲（各一升），附子、当归、桂心（各二两），蜀椒（一两），吴茱萸、干姜、黄连、乌梅肉（各四两）。

用法

将上面的十味药材研成细末，用蜂蜜调和制成如梧桐子大小的药丸，饭后服用二十丸，每天三次。

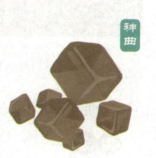

神曲

功能主治

数十年下利不止，消谷下气，还能补虚。

方源

《备急千金要方·脾脏下·冷痢第八》。

乌梅丸

配方

乌梅肉、黄连、干姜、吴茱萸（各四两），桂心（二两），当归（三两），蜀椒（一两半）。

— 用法 —

将上面的七味药材研成细末，用蜂蜜调和制成如梧桐子大小的药丸，饭后服用十丸，每天三次。

— 功能主治 —

久痢，吃各种药都不痊愈，患病数十年，消谷下气，补虚。

— 方源 —

《备急千金要方·脾脏下·冷痢第八》。

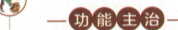

女 曲 散

— 配方 —

女曲（一升），干姜、细辛、椒目、附子、桂心（各一两）。

— 用法 —

将上面的六味药材捣碎制成散药，用酒送服方寸匕，身体未好转，可加至二三匕，一天三次。

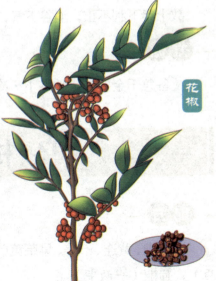

花椒

— 功能主治 —

虚肿水肿服用后小便通畅，肿胀消失。

— 方源 —

《备急千金要方·脾脏·冷痢第八》。

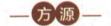

温中汤

配方

　　干姜、厚朴（各一分），当归、桂心、甘草（各三分），人参、茯苓、白术、桔梗（各二分）。

用法

　　将上面的九味药材分别切碎，用二升水煎煮，取九合药汁，六十日到百日的小孩每次服二合半，可根据患病小孩的年龄大小酌情增减。

功能主治

　　小儿在夏季多次受冷而导致体内积冷，或用凉水洗澡，或母亲洗凉水澡后哺乳，或小儿正热，忽然遇上暴雨，被风寒袭击而导致脾胃虚弱，症状是面青肉冷、眼窝深陷、下痢如水、干呕。

方源

　　《备急千金要方·脾脏下·小儿痢第十》。

温中大黄汤

配方

　　干姜、桂心、厚朴、甘草（各一分），当归、人参、茯苓、白术（各二分），大黄（六分），桔梗（三分）。

脾脏方

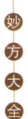

—用法—

将上面的十味药材分别切碎，用二升半水煎煮，获得八合药汁。七十日到百日的孩子每次服用二合半，可根据孩子年龄大小酌情增减。

—功能主治—

孩子突然遭受了寒邪，或孩子喝的乳汁冷滞，进而导致孩子霍乱吐下、青结不消、泄下水谷、干呕烦闷、赤白痢下。

—方源—

《备急千金要方·脾脏下·小儿痢第十》。

黄檗汤

—配方—

黄檗、黄连、白头翁、升麻、当归、牡蛎、石榴皮、黄芩、寄生、甘草（各二分），犀角、艾叶（各一分）。

—用法—

将上面的十二味药材分别切碎，用三升水煎煮，取一升二合药汁，百日到二百日的患儿每次服用三合，二百日到一岁的小儿每次服用三合半。

—功能主治—

夏季时，孩子被寒气所伤，或者因受寒而导致身体发热，热邪入胃，出现下赤白滞如鱼脑、身体发热、壮热头痛、手足烦疼的症状。或者患温病热盛，又突然被寒气所伤，热邪进入腹中，下血如鱼

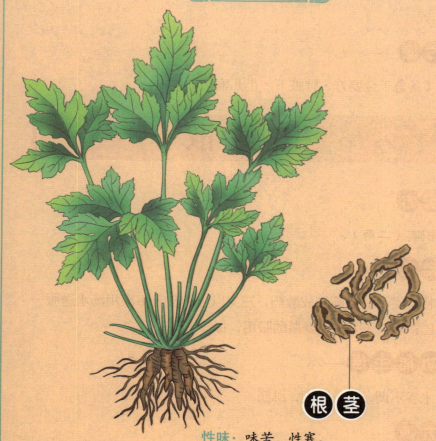

根茎

性味：味苦，性寒。

主治：湿热泻痢，湿热痞满，痈肿疔疮，心烦不寐，高热神昏，血热吐衄，消渴，外治湿疹，目赤牙痛，耳道流脓。

产　地：分布于四川、贵州、湖南、湖北、陕西南部等地。

形态特征：黄连的根茎呈黄色，常分枝，密生须根。叶基生，叶柄无毛；叶片稍带革质，卵状角形。花茎1~2个，二歧或多歧聚伞花序，黄绿色，长椭圆状卵形至披针形。种子椭圆形，褐色。

功　效：泻火，燥湿，解毒，杀虫。

脑等。

—方源—

《备急千金要方·脾脏下·小儿痢第十》。

枳 实 散

—配方—

枳实（二两）。

—用法—

将枳实治后捣筛制成散药，三岁以上的孩子每次用汤水送服一方寸匕；若孩子太小，就斟酌服用，每日三次。

—功能主治—

水谷不调，少小久痢，淋沥。

—方源—

《备急千金要方·脾脏下·小儿痢第十》。

胃腑方

胃受脾主管，与脾脏相同，嘴唇是其外候，胃如果患病，患者注注会感觉腹部胀满、胃痛、两胁膈咽不通、食欲不振等，医生要对症下药。

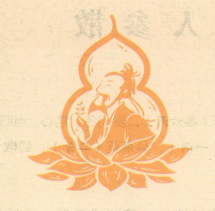

泻胃热汤

配方

栀子仁、射干、升麻、茯苓（各二两），芍药（四两），白术（五两），赤蜜、生地黄汁（各一升）。

用法

将上面的八味药材切碎，用七升水煎煮，取一升半药汁，去渣，加地黄汁煎煮两沸，放入蜂蜜接着煎煮，取三升药汁，分三次服用，老人及小孩可根据病情酌情增减。

功能主治

胃实热导致的头痛、汗不出、呕吐等。

方源

《备急千金要方·胃腑·胃虚实第二》。

人参散

配方

人参、甘草、细辛（各六两），麦门冬、桂心、当归（各七分），干姜（二两），远志（一两），吴茱萸（二分），蜀椒（三分）。

用法

将上面的十味药材切捣过筛制成散药，饭后用酒送服方寸匕。

胃虚寒，身体消瘦，全身骨节疼痛等。

方 源

《备急千金要方·胃腑·胃虚实第二》。

补 胃 汤

配 方

柏子仁、防风、细辛、桂心、橘皮（各二两），芎劳、吴茱萸、人参（各三两），甘草（一两）。

用 法

将上面的九味药材切碎，用一斗水煎煮，取三升药汁，分三次服用。

功 能 主 治

少气，口苦，身体没有光泽。

方 源

《备急千金要方·胃腑·胃虚实第二》。

前 胡 汤

配 方

前胡、生姜、朴硝、大黄（别浸）、甘草（各二两），茯苓、半夏、麦门冬、当归、芍药、滑石、石膏、栝楼根、黄芩、附子、人参（各一两）。

— 用法 —

将上面的十六味药材切碎，用一斗二升水煎煮，取六升药汁，分四次服用。

— 功能主治 —

恶寒发热，呕逆少气，心下结聚，不能饮食，消渴等。

— 方源 —

《备急千金要方·胃腑·呕吐哕逆第五》。

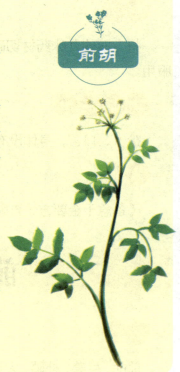

別　　名：白花前胡、鸡脚前胡。

用药部分：伞形科植物白花前胡或紫花前胡的根。

性味归经：味苦，性辛、微寒；归肺经。

功效主治：具有降气化痰，疏散风热的功效。主治痰热咳喘，风热咳嗽。

使用禁忌：脾胃虚寒者、大便溏薄者、素体阳虚者、肾阳虚衰者、老人及婴幼儿不宜大量服用。

注　　意：阴虚咳嗽、寒饮咳嗽患者忌服。

前胡

小麦汤

—— 配方 ——

小麦（一升），人参、厚朴（各四两），甘草（一两），青竹茹（二两半），茯苓（三两），生姜汁（三合）。

—— 用法 ——

将上面的前六味药材切碎，与生姜汁一起用八升水煎煮，取三升药汁，去渣，分三次服用。

—— 功能主治 ——

呕吐不止。

—— 方源 ——

《备急千金要方·胃腑·呕吐哕逆第五》。

小半夏加茯苓汤

—— 配方 ——

人参（一两），胡麻仁（八合），橘皮（一分），枇杷叶（八两）。

—— 用法 ——

将上面的四味药材研成细末，用一斗水煮枇杷叶，然后取出五升，将人参、胡麻仁放入其中煎煮，取三升药汁，然后放入胡麻仁，稍饮之。

—功能主治—

呕哕，膈间有水，心下坚痞，痰饮眩悸。

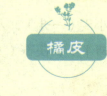

别　　名：	陈皮、广陈皮。
用药部分：	芸香科植物橘及其栽培变种的干燥成熟果皮。
性味归经：	味苦、辛，性温；归肺、脾经。
功效主治：	具有理气健脾，燥湿化痰的功效。主治脘腹胀满，食少吐泻，咳嗽痰多。
使用禁忌：	阴虚燥咳、吐血者慎用；内有实热或舌赤少津者忌用；反酸人群避免空腹使用。
注　　意：	陈皮可能影响降压药等部分药物代谢，需与西药间隔 1 小时以上服用；如出现皮疹、腹泻等过敏反应时立即停用。

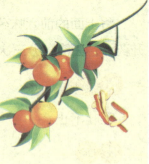

—方源—

《备急千金要方·胃腑·呕吐哕逆第五》。

竹皮汤

—配方—

竹皮（一方用竹叶）、细辛（各二两），甘草、生姜、通草、人参、

枇 杷

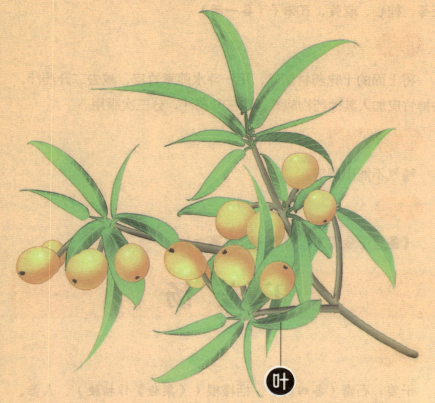

叶

性味： 味苦，性微寒。

主治： 胃热呕吐，气逆喘急，
肺热咳嗽，哕逆等症。

产　　地： 分布于陕西、甘肃、河南、江苏、安徽、浙江、江西、福建、
湖南、湖北、广东、广西、四川、贵州、云南等地。

形态特征： 枇杷的茎直立，小枝粗壮，被锈色茸毛。单叶互生，革
质，长椭圆形至倒卵状披针形，先端短尖，基部楔形，
边缘有疏锯齿，上面深绿色有光泽，下面密被锈色茸毛。
顶生圆锥花序，淡黄白色。果实卵形、椭圆形或近圆形，
熟时橙黄色。

功　　效： 清肺止咳，降逆止呕。

茯苓、桂心、麻黄、五味子（各一两）。

— 用法 —

将上面的十味药材切碎，用一斗水煎煮竹皮，减去二升药汁，去掉竹皮加入其他药物煎煮，取三升药汁，分三次服用。

— 功能主治 —

噎气不能出声等。

— 方源 —

《备急千金要方·胃腑·噎塞第六》。

干姜汤

— 配方 —

干姜、石膏（各四两），栝楼根（《集验》作桔梗）、人参、桂心（各二两），半夏（一升），吴茱萸（二升），小麦（一升），甘草（一两），赤小豆（三十粒）。

— 用法 —

将上面的十味药材研细，用五升酒、一斗水煮二十枚枣，除去药渣，一起煮至三升药汁，分三次服用。

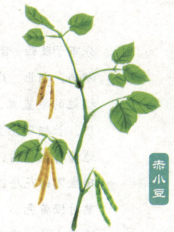

赤小豆

— 功能主治 —

饮食辄噎。

《备急千金要方·胃腑·噎塞第六》。

通 气 汤

― 配方 ―

半夏（八两），生姜（六两），桂心（三两），大枣（三十枚）。

― 用法 ―

将上面的四味药材切碎，用八升水煎煮，取三升药汁，分五次服用，白天三次，晚间两次。

― 功能主治 ―

胸满气噎。

― 方源 ―

《备急千金要方·胃腑·呕吐哕逆第五》。

👉 **用药反应**

患者的饮食恢复正常，气息顺畅，哽噎、烦闷的现象消失。

大 半 夏 汤

― 配方 ―

半夏（一升），大枣（二十枚），甘草、附子、当归、人参、厚朴、茯苓、枳实（各二两），桂心（五两），生姜（八两），蜀椒（二百粒）。

—— 用 法 ——

将上面的十二味药材切碎，用一斗水煎煮，取三升药汁，分三次服用。

—— 功 能 主 治 ——

胃中虚冷，腹部满塞，下气等。

—— 方 源 ——

《备急千金要方·胃腑·胀满第七》。

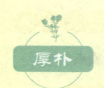

别　　名：	重皮、淡伯、赤朴。
用药部分：	木兰科植物厚朴的干燥干皮、根皮和枝皮。
性味归经：	味苦、辛，性温，归脾、胃、肺、大肠经。
功效主治：	具有燥湿消痰，下气除满的功效。主治急、慢性胃肠炎，细菌性痢疾，消化不良，支气管炎，支气管哮喘等症。
使用禁忌：	气虚津亏者、孕妇忌服。
注　　意：	服用完厚朴不要再吃生冷黏腻的食物以及豆类。

厚朴

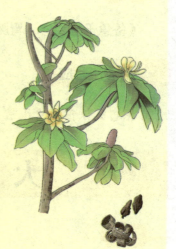

大建中汤

—配方—

蜀椒（二合），干姜（四两），人参（二两），饴糖（一升）。

—用法—

将上面的四味药材分别切碎，用四升水煎煮，取二升药汁，除去药渣，加入饴糖，放在微火上再煎，取一升半药汁，分三次服用，每次服药当天只能喝粥，并盖上被子发汗。

—功能主治—

心胁中大寒大痛，患者呕吐不止，无法饮食，吃饭时，食物只能从一面流下，还有声响，就像腹中的寒气向上冲，头足的皮肤上出现像虫子一样的凸起，十分疼痛无法触摸。

—方源—

《备急千金要方·胃腑·瘟冷积热第八》。

乌头桂枝汤

—配方—

秋干乌头（五枚），白蜜（一斤）。

—用法—

先用白蜜煎乌头，当白蜜减半时，除去药渣，然后与五合桂枝汤相混合，获得一升药汁，每次服用二合，如果服用后身体没有痊愈，可逐渐加量至五合，当感觉微醉吐下为止。

— 功能主治 —

大寒疝气，具体症状为手足不仁、腹痛逆冷等。

— 方 源 —

《备急千金要方·胃腑·痼冷积热第八》。

承 气 汤

— 配 方 —

前胡、枳实、桂心、大黄、寒水石、知母、甘草（各一两），硝石、栝楼根、石膏（各二两）。

— 用 法 —

将上面的十味药材切碎，用一斗水煎煮，取三升药汁，分三次服用。

— 功能主治 —

主治胸中气结，胃脘生热，饮食呕逆，口渴等。

— 方 源 —

《备急千金要方·胃腑·痼冷积热第八》。

肺脏方

肺主管魄，魄是所有物体的精华，由于它在人体上部运动，所以肺是五脏的华盖。肺发生疾病后，注注会有面色发白、体寒、频繁咳嗽等症状。

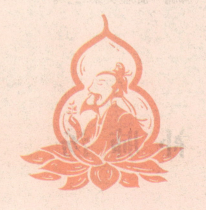

橘皮汤

—— 配方 ——

橘皮、麻黄（各三两），干紫苏、柴胡（各二两），杏仁、宿姜（各四两），石膏（八两）。

—— 用法 ——

将上面的七味药材切碎，用九升水煎煮麻黄两沸，去掉泡沫，加入其他药煎煮，取三升药汁，去渣，分三次服用。如果没有痊愈，就再加两剂。

—— 功能主治 ——

肺热，咳嗽喘息等。

—— 方源 ——

《备急千金要方·肺腑·肺虚实第二》。

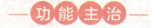

紫苏

☞ 用药反应

咳嗽、喘息停止，肺热消解，心中烦闷症状也不见了。

补肺汤

—— 配方 ——

苏子（一升），桑白皮（五两），半夏（六两），紫菀、人参、甘草、五味子、杏仁（各二两），款冬花、射干（各一两），麻黄、干姜、桂心（各三两），细辛（一两半）。

用 法

将上面的十四味药材切碎，用一斗二升水煎煮，取三升半药汁，分五次服用，白天三次，晚间两次。

功 能 主 治

肺气不足，咳喘上气，不能饮食，吐沫唾血等。

方 源

《备急千金要方·肺腑·肺虚实第二》。

泻 肺 散

配 方

五味子、百部（各二两半），茯苓、附子、苁蓉、石斛、当归、远志、续断（各一两），细辛、甘草（各七分），防风、蜀椒、紫菀、桂心、干姜、款冬花（各一两半），桃仁（六十枚），杏仁（三十枚）。

用 法

将上面的十九味药材切捣过筛制成散药，用酒送服方寸匕，每天三次，可逐渐增加至二方寸匕。

功 能 主 治

酒后劳倦，外出受风，面目黄肿，心下弦急，咳逆上气，心中烦闷，支满欲呕，不能饮食，胸痛引背等。

石 斛

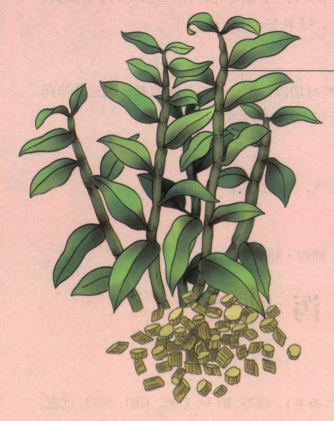

 茎

性味： 味甘，性微寒。

主治： 热病伤津证，胃阴
虚证，肾阴虚证。

产　　地： 分布于安徽、湖北、广西、四川、贵州、云南、西藏等地。

形态特征： 石斛的种类有很多，如金钗石斛、美花石斛、黄草石斛、
马鞭石斛，每种石斛的形态特征都大不相同。其中金钗
石斛茎的表面呈金黄色或黄绿色，中部和下部呈扁圆柱
形。美花石斛茎的颜色为金黄色且有黄泽，呈长圆柱
形。黄草石斛的茎为棕黄色或金黄色，茎细长呈圆柱形。马
鞭石斛的茎为棕黄色，细长呈圆锥形。

功　　效： 生津养胃，滋阴清热，润肺益肾。

方源

《备急千金要方·肺腑·肺虚实第二》

麻 子 汤

配方

麻子（一升），桑白皮、饧（各一斤），桂心、人参（各二两），阿胶、紫菀（各一两），生姜（三两），干地黄（四两）。

用法

将上面的九味药材切碎，用一斗五升酒、一斗五升水一起煎煮，取四升药汁，分五次服用。

功能主治

肺气不足，气短，咳唾脓血，不得卧床等。

方源

《备急千金要方·肺腑·肺虚实第二》

小 建 中 汤

配方

大枣（十二枚），生姜、桂心（各三两），甘草（二两），芍药（六两）。

肺脏方

—用法—

将上面的五味药材切碎，用八升水煎煮，取三升药汁，去渣，加入八两糖，煮三沸，分三次服用。

—功能主治—

肺与大肠虚损不足，虚寒乏力，小腹拘急，腰痛，体弱多病等。

—方源—

《备急千金要方·肺腑·肺虚实第二》

厚补汤

—配方—

厚朴、麻黄、桂心、黄芩、石膏、大戟、橘皮（各二两），枳实、甘草、秦艽、杏仁、茯苓（各三两），细辛（一两），半夏（一升），生姜（十两），大枣（十五枚）。

—用法—

将上面的十六味药材切碎，用一斗三升水煎煮，取四升药汁，分五次服用。

—功能主治—

肺劳，风邪虚冷，气喘，失眠，上气胸满等。

—方源—

《备急千金要方·肺腑·肺劳第三》

麻黄引气汤

配方

麻黄、杏仁、生姜、半夏（各五分），紫苏（四分），白前、细辛、桂心（各三分），橘皮（二分），石膏（八两），竹叶（切，一升）。

用法

将上面的十一味药材切碎，用一斗水煎煮，取三升药汁，去渣，分三次服用。

功能主治

肺痨实证，气喘鼻张，面目苦肿等。

方源

《备急千金要方·肺腑·肺劳第三》。

七气丸

配方

乌头、大黄（各七分），紫菀、半夏、前胡、细辛、丹参、茯苓、芎劳、桃仁（胡洽作杏仁）、菖蒲（一作芍药）、石膏、吴茱萸、桂心、桔梗（各三分），人参、甘草、防葵（各一两），干姜、蜀椒（各半两）。

用法

将上面的二十味药材研成细末，用蜂蜜调和制成如梧桐子大小的药丸，用酒送服三丸，每天三次，可逐渐增加至十丸。

功能主治

治疗七气病。七气病指寒气、热气、怒气、恚气、喜气、忧气、愁气。

方源

《备急千金要方·肺腑·积气第五》。

别　　名：	红根、赤参、血参根、紫丹参。
用药部分：	本品为唇形科植物丹参的干燥根和根茎。
性味归经：	味苦，性微寒；归心、肝经。
功效主治：	活血祛淤，通经止痛，清心除烦，凉血消痈。用于胸痹心痛，脘腹胁痛，癥瘕积聚，热痹疼痛，心烦不眠，月经不调，痛经经闭，疮疡肿痛。
使用禁忌：	不宜与黎芦同用。

丹参

桔梗破气丸

配方

桔梗、橘皮、干姜、厚朴、枳实、细辛、亭苈（各三分），胡椒、蜀椒、乌头（各二分），荜茇（十分），人参、桂心、附子、茯苓、前胡、防葵、芎䓖（各五分），甘草、大黄、槟榔、当归（各八分），白术、吴茱萸（各六分）。

— 用法 —

将上面的二十四味药材研成细末，用蜂蜜调和，制成梧桐子大小的药丸，每次用酒送服十丸，每天三次。如果患者的身体中有热气，可空腹服用。

— 功能主治 —

上下不通、气机闭塞而导致的呼吸不利等。

— 方源 —

《备急千金要方·肺脏·积气第五》。

白 石 英 丸

— 配方 —

白石英（一作白石脂）、阳起石、磁石、菟丝子、苁蓉、干地黄（各二两半），桂心、人参、栝楼根、石斛、白术、五味子（各一两），防风、巴戟天（各五分），蛇床子（半两）。

— 用法 —

将上面的十五味药材研成细末，用蜂蜜调和制成如梧桐子大小的药丸，用酒送服十五丸，逐渐增至三十丸，每天服用两次。

— 功能主治 —

补养肺气。

— 方 源 —

《备急千金要方·肺腑·积气第五》。

甘 草 干 姜 汤

— 配 方 —

甘草（四两），干姜（二两）。

— 用 法 —

将上面的两味药材切碎，用三升水煎煮，取一升半药汁，去渣，分两次服用。

— 功 能 主 治 —

肺痿，咳嗽，多唾液，小便频繁，头眩，不渴不咳，肺中冷等。

— 方 源 —

《备急千金要方·肺腑·肺痿第六》。

理 气 丸

— 配 方 —

杏仁、桂心（各一两），干姜、益智子（各二两）。

— 用 法 —

将上面的四味药材研成细末，用蜂蜜调和制成如梧桐子大小的药丸，饭前服用三丸，以取效为度。

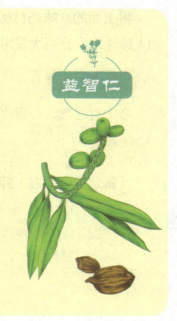

别　　名：益智子、摘芋子。

用药部分：姜科植物益智的成熟果实。

性味归经：味辛，性温；归脾、肾经。

功效主治：具有暖肾缩尿固精的功效。

主治呕吐，泄泻，脾胃虚寒，口多唾涎，腹中冷痛，尿频，肾虚遗尿。

使用禁忌：禁止吃葱、姜、蒜等刺激性食物。

益智仁

—— 功能主治 ——

肺气不足。

—— 方源 ——

《备急千金要方·肺腑·积气第五》。

桃 皮 汤

—— 配方 ——

桃白皮（一握），珍珠、附子（各一两），栀子仁（十四枚），当归（三两），吴茱萸、豉（各五合），桂心（二两）。

—用法—

将上面的八味药材切碎，用五升水煎煮，取二升药汁，去渣，加入珍珠末，分两次服用。

—功能主治—

心中有恶气，心腹疼痛，胸胁胀满，气短等。

—方源—

《备急千金要方·肺腑·飞尸鬼疰第八》。

大肠腑方

大肠主掌肺，大肠是通行疏导传泄的脏腑，鼻梁中间是肺色诊的部位。当大肠有病时，肠中会剧痛，还会发出水声，如果再受到寒气就会生泄泻，治疗时要根据症状用药。

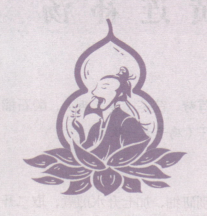

生 姜 泄 肠 汤

配方

生姜、橘皮、栀子仁、青竹茹、黄芩、白术、茯苓、芒硝（各三两），桂心（一两）．生地黄（十两），大枣（十四枚）。

用法

将以上十一味分别研细，加入七升水煎煮，取三升汤，除去药渣，下芒硝，分两次服用。

功能主治

大肠实热，口中生疮，腹胀不通。

方源

《备急千金要方·大肠腑·大肠虚实第二》。

黄 连 补 汤

配方

黄连（四两），芎䓖、茯苓（各三两），酸石榴皮（五片），地榆（五两），伏龙肝（鸡子大一枚）。

用法

将以上六味药分别研细，加七升水煎煮，取二升半药汁，滤去药渣，加入伏龙肝细末，分三次服用。

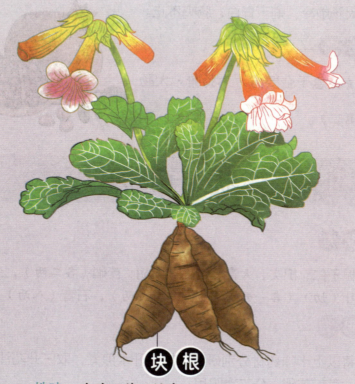

块 根

性味：味甘、苦，性寒。

主治：咽喉肿痛，温毒发斑，舌绛烦
渴，热病伤阴，衄血，吐血，
温毒发斑等症。

产　　地：分布于内蒙古、河北、山西、江苏、辽宁、浙江、湖北、
山东、安徽、河南、四川、湖南、陕西等地。

形态特征：地黄的花呈暗紫色或红色。叶多基生，莲座状，根表面
为黄色，呈条状或纺锤形。果实呈卵形，里面多粒种子。

功　　效：养阴生津，清热凉血。

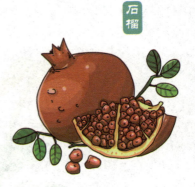

石榴

── 功能主治 ──

大肠虚冷，痢下青白，肠鸣不止。

── 方源 ──

《备急千金要方·大肠腑·大肠虚实第二》。

栀 子 煎

── 配方 ──

栀子仁、枳实、大青、杏仁、柴胡、芒硝（各二两），生地黄、淡竹叶（切）（各一升），生玄参（五两），石膏（八两）。

── 用法 ──

将以上十味药材分别研细，加九升水煎煮，取三升药汁，除去药渣，再下芒硝，分三次服用。

── 功能主治 ──

皮实，肺病热气。

── 方源 ──

《备急千金要方·大肠腑·皮虚实第四》。

厚 朴 麻 黄 汤

── 配方 ──

杏仁、半夏、五味子（各半升），干姜、细辛（各二两），厚朴（五两），麻黄（四两），小麦（一升），石膏（三两）。

用法

将以上九味药材分别研细，加一斗二升水将小麦煮熟，除去小麦再加入余药，煎煮，取三升药汁，除去药渣，分三次服用，一日三次。

功能主治

咳而上气，胸满，喉中不利，脉浮。

方源

《备急千金要方·大肠腑·咳嗽第五》。

海 藻 汤

配方

半夏、五味子（各半升），细辛（二两），杏仁（五十枚），生姜（一两），茯苓（六两），海藻（四两）。

用法

将以上七味药材分别研细，加一斗水煎煮，取三升药汁，除去药渣，分三次服用。

功能主治

咳嗽下痢，胸中有痞气，惊悸，手足疲劳，食欲不振，肩背疼痛，恶寒。

方源

《备急千金要方·大肠腑·咳嗽第五》。

百 部 丸

配方

桂心、五味子、甘草、紫菀、干姜（各一两），百部根（三两），升麻（半两）。

用法

将以上七味药材研成细末，加蜂蜜调和，研制成如梧桐子大，每次服三丸，一日三次，身体有好转时，即可停药。

功能主治

各种咳嗽不能呼吸，咳唾脓血。

方源

《备急千金要方·大肠腑·咳嗽第五》。

白 前 汤

配方

白前、半夏、紫菀、大戟（各二两）。

用法

将以上四味药分别研细，加入一斗水浸泡一夜，次日清早煮取三升汤药，分成三次服用。

咳逆上气，水肿，身体发肿，短气胀满，咽中作水鸡鸣。

方源

《备急千金要方·大肠腑·咳嗽第五》

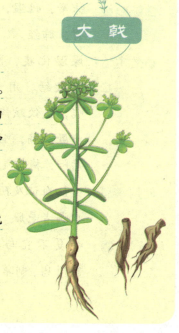

大戟

别　　名：龙虎草，天平一直香。

用药部分：大戟科植物大戟的干燥根。

性味归经：味苦，性寒。归肺、脾、肾经。

功效主治：具有消肿散结，泻水逐饮的功效。主治胸腹积水，痈肿疮毒，气逆咳喘。

使用禁忌：孕妇禁用。

注　　意：若药方中有大戟，则不能再加甘草，两者不可同服。

甘遂半夏汤

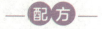配方

甘遂（三枚），甘草（一两），半夏（十二枚），芍药（三枚）。

─ 用法 ─

　　将以上四味药材中加入升开蜜和二升水，煎煮，取八合药汁，顿服。

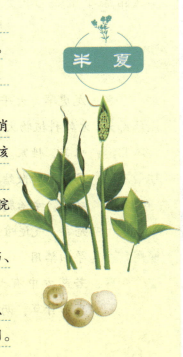

半　夏

别　　名：地文、守田、水玉、和姑。

用药部分：天南星科植物半夏的块茎。

性味归经：味辛，性温，有毒；归脾、胃、肺经。

功效主治：燥湿化痰，降逆止呕，消痞散结。用于治疗痰多咳喘，痰饮眩悸，风痰眩晕，痰厥头痛，呕吐反胃，胸脘痞闷，梅核气等症。

使用禁忌：一切血证及阴虚燥咳、津伤、口渴者忌服。孕妇慎服。

注　　意：半夏不宜与草乌、川乌、制川乌、制草乌、附子同用。

─ 功能主治 ─

　　下痢，下痢后反觉痛快，虽然下痢但心下继续坚满。

─ 方源 ─

　　《备急千金要方·大肠腑·痰饮第六》。

前 胡 汤

配方

前胡（三两），黄芩、麦门冬、吴茱萸（各一两），生姜（四两），大黄、防风（各一两），人参、当归、甘草、半夏（各二两），杏仁（四十枚）。

用法

将上面的十二味药材研成细末，用一斗水煎煮，取三升药汁，除去药渣，分三次服用。

功能主治

三焦冷热不调，膈塞胸痛，食少无味，气不通利，寒热身重，卧不欲起方。

方源

《备急千金要方·大肠腑·痰饮第六》。

大 茯 苓 汤

配方

茯苓、白术（各三两），当归、橘皮、附子（各二两），生姜、半夏、桂心、细辛（各四两）。

用法

将以上九味中药分别研细，加一斗水煎取三升药汁，除去药渣，分成三次服用，服用三剂便可痊愈。

— 功能主治 —

胸中结痰饮僻结，脐下拘急满胀，呕逆无法吃饭。

— 方源 —

《备急千金要方·大肠腑·痰饮第六》

旋覆花汤

— 配方 —

旋覆花、细辛、前胡、甘草、茯苓（各二两），生姜（八两），半夏（一升），桂心（四两），乌头（三枚）。

— 用法 —

将以上九味药材分别研细，加入九升水，煎煮，取三升药汁，除去药渣，分三次服用。

— 功能主治 —

胸膈痰结，饮食不下，唾痰如胶。

— 方源 —

《备急千金要方·大肠腑·痰饮第六》。

松 萝 汤

— 配方 —

乌梅、栀子（各十四枚），松萝（二两），恒山（三两），甘草（一两）。

── 用法 ──

将以上五味中药分别研细，加入三升酒浸药一夜，次日清晨加三升水煎取一升半药汁，除去药渣，顿服。

── 功能主治 ──

胸中痰积蕴热。

── 方源 ──

《备急千金要方·大肠腑·痰饮第六》。

葱 白 汤

── 配方 ──

珍珠、乌头、甘草、恒山（各半两），桃叶（一把，一作枇杷叶），葱白（十四茎）。

── 用法 ──

将以上六味药材分别研细，加四升酒和四升水混合煎煮，取三升药汁，除去药渣加入珍珠，一次服一升，吐后即停服。

── 功能主治 ──

冷热膈痰，头痛闷乱，干呕。

── 方源 ──

《备急千金要方·大肠腑·痰饮第六》。

葱

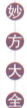

蘼芜丸

配方

蘼芜、贯众、雷丸、山茱萸、天门冬、狼牙（各八分），藿芦、甘菊花（各四分）。

用法

将上面的八味药材研成细末，用蜂蜜调和成大豆大小的药丸，三岁小儿每次服用五丸，五岁以上的小儿根据情况可加量至十丸。

功能主治

小儿腹中有蛔虫而导致的腹中时痛、恶寒身热、呕吐躁闷、微下白汁、无法饮食、肉萎色黄、浑身无力等。

方源

《备急千金要方·大肠腑·九虫第七》。

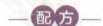

懊憹散

配方

藿芦、雷丸、桃仁、青葙子、女青（各三两），萹竹（半两）。

用法

将以上六味药材捣碎后过筛，用粥送服方寸匕，一日三次，以后

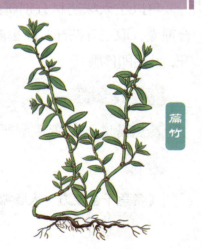

萹竹

加至二匕，用酒送服。

— 功能主治 —

湿䘌虫疮烂，杀虫除䘌。

— 方源 —

《备急千金要方·大肠腑·九虫第七》。

顺 流 紫 丸

— 配方 —

石膏（五分），代赭、乌贼骨、半夏（各三分），桂心（四分），巴豆（七枚）。

— 用法 —

将上面的六味药材研成细末，用蜂蜜调和成像胡豆一样大小的药丸，每天早晨起来服用一丸，可加量至两丸。

— 功能主治 —

心腹积聚而导致的两胁胀满，或留饮痰癖而导致的小腹急痛，大小便不利，膈上满塞。

— 方源 —

《备急千金要方·大肠腑·痰饮第六》。

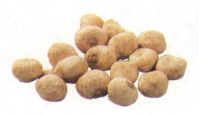

半夏

大肠腑方

157

大五饮丸

—配方—

远志、苦参、乌贼骨、藜芦、白术、甘遂、五味子、大黄、石膏、桔梗、半夏、紫菀、前胡、芒硝、栝楼根、桂心、芫花、当归、人参、贝母、茯苓、芍药、大戟、葶苈、黄芩（各一两），恒山、薯蓣、厚朴、细辛、附子（各三分），巴豆（三十枚），苁蓉（一两），甘草（三分）。

—用法—

将上面的三十三味药材研成细末，用蜜调和成像梧桐子一样大小的丸子，每次用汤液之类服下三丸，每天三次。

—功能主治—

喝酒或喝冷水后而导致的五种饮证：第一留饮，水停在心下；第二澼饮，水在两胁之下；第三痰饮，水在胃中；第四溢饮，水在膈上五脏间；第五流饮，水在肠间，动摇有声。夫五饮者，由饮酒后及伤寒饮冷水过多所致方。

—方源—

《备急千金要方·大肠腑·痰饮第六》

肾脏方

肾主管精，是人的灵气和生机的来源。精气蕴藏于肾脏，是志的基础，志一旦被伤害，人就容易健忘，还会出现腰椎疼痛，毛发脱落的现象。肾一旦出现问题，人会有气喘、咳嗽、怕风、胸中疼痛、心情不好等症状，医生要对症下药。

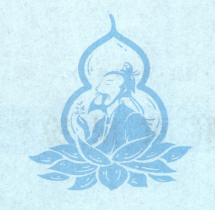

泻肾汤

配方

芒硝、茯苓、黄芩（各三两），生地黄汁、菖蒲（各五两），细辛、玄参（各四两），大黄（切，并在密器中用水浸泡一宿，一升），磁石（碎如雀头，八两），甘草（二两）。

用法

将上十味药材分别研细，加入九升水来熬煮除地黄汁、大黄、芒硝之外的七味药，然后取二升半除去药渣；将大黄放入药汁中再熬，减去二三合，去掉大黄，再加入地黄汁，用微火熬两沸后加入芒硝，分三次服用。

功能主治

肾实热，小腹胀满，气喘急促，四肢皮肤呈黑色，耳聋，气急。

方源

《备急千金要方·肾脏·肾虚实第二》。

麻黄根粉

配方

麻黄根、石硫黄（各三两），米粉（五合）。

将上三味药材捣碎过筛，再用棉签蘸取药末擦在疮上。待药粉浸湿后再擦上，反复涂抹，直至痊愈。

功能主治

肾劳热，阴囊生疮。

方源

《备急千金要方·肾脏·肾劳第三》。

枣仁汤

配方

枣核仁（二合），生姜（二斤），半夏（一斤），芍药、泽泻、桂心（各一两），黄芪、白龙骨、甘草、人参、牡蛎、茯苓（各二两）。

用法

将上面的十二味药材切碎，用九升水煎煮，取四升药汁，每次服用七合，每天三次。无法饮食、小腹拘急的患者，可以加入六两桂心。

功能主治

阳痿无力，梦中遗精，血气枯竭。

方源

《备急千金要方·肾脏·精极第四》。

肾脏方

161

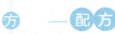

韭子丸

配方

甘草、天门冬、细辛、桂心、紫石英、山茱萸、当归、天雄、紫菀、薯蓣、茯苓、菖蒲、僵蚕、人参、杜仲、芎䓖、附子、白术、干姜、石斛、远志、禹余粮（各一两半），蛇床子、干地黄、苁蓉、黄芪、菟丝子（各二两），干漆、牛髓（各四两），大枣（五十枚），韭子（一升）。

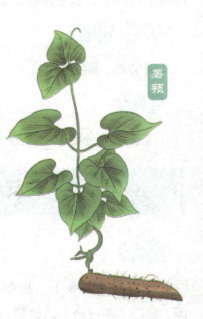

薯蓣

用法

将以上三十一味药材研为细末，将牛髓加入白蜜中，再与枣膏一起捣三千杵，空腹服用如梧桐子大的丸药十五丸，一日两次，可逐渐加至二十丸。

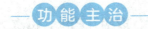

功能主治

因房事过度，精泄自出而不禁，腰背不能屈伸，食后不生肌肉，两脚软弱等。

方源

《备急千金要方·肾脏·精极第四》。

杜 仲 酒

配方

杜仲、干姜（各四两），桔梗、甘草、续断、栝楼根、地骨皮（各一两），干地黄、防风、萆薢、羌活、桂心、川芎、乌头、细辛、秦艽、天雄、蜀椒（各三两），石斛、五加皮（各五两）。

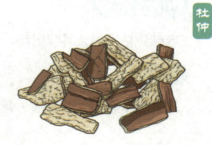

杜仲

用法

将以上二十味药材研成细末，加四斗酒浸泡四宿，初次服五合，加至七八合，一日两次。

功能主治

肾脉脉象逆，小于寸口脉，膀胱虚寒，腰痛，胸中动荡不安。

方源

《备急千金要方·肾脏·腰痛第七》。

三 黄 汤

配方

大黄（切，用一升水单独浸泡）、黄芩（各三两），栀子（十四枚），甘草（一两），芒硝（二两）。

—用 法—

将以上五味药材研成细末，用四升水先熬三种药物，取一升五合，去掉药渣后加入大黄，再熬两沸，加入芒硝，分三次服用。

—功能主治—

容颜焦枯发黑，耳鸣虚热，膀胱不通，大小便闭塞。

—方 源—

《备急千金要方·肾脏·骨极第五》。

别　　名：	杭芍、川芍、毫芍、白芍药。
用药部分：	毛茛科植物芍药的干燥根。
性味归经：	性微寒，味苦、酸；归肝、脾经。
功效主治：	具有柔肝止痛，平抑肝阳的功效。主治四肢拘挛疼痛，肝阳眩晕，头痛等症。
使用禁忌：	阳衰虚寒者忌服。

白 芍

石苇丸

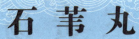

—配 方—

石韦、蛇床子、肉苁蓉、菖蒲、杜仲、山茱萸、续断、薯蓣、远志、茯苓、细辛、矾石、桔梗、天雄、牛膝、泽泻、柏子仁（各二两），赤石脂、防风（各三两）。

将以上十九味药材研为末状，用枣膏或蜂蜜调制成如梧桐子般大的丸药。每次用酒送服三十丸，一日三次，七日即可痊愈，二十日后消除百病，长期服用效果更佳。

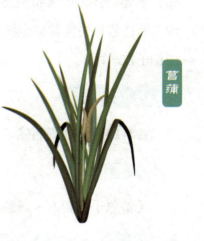

菖蒲

功能主治

五劳七伤。

方源

《备急千金要方·肾脏·补肾第八》。

薯蓣丸

配方

巴戟天、牛膝、泽泻、干地黄、赤石脂、茯神（一作茯苓）、山茱萸（各一两），杜仲、菟丝子（各三两），苁蓉（四两），五味子（六两），薯蓣（二两）。

用法

将以上十二味药材研成末状，用蜂蜜调和成如梧桐子大的丸药。饭前用酒送服二十丸至三十丸，一日两次。禁食醋、蒜、陈臭等食物。七日后可恢复强健体质，患者面有光泽，声音清明，四肢润泽，唇口泛红，手足温暖，消食，身体安和。十日后患者即生长肌肉，因为此药方中药性通利，可入脑鼻中，所以大多会引起酸痛，不要奇怪。如果希望身体变得特别丰腴，可加入敦煌出产的石膏二两；若有失性健忘症状，建议加入远志一两；倘若是体少润泽，加柏子仁一两。

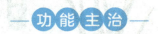

功能主治

各种虚劳伤损等病症。

方源

《备急千金要方·肾脏·补肾第八》。

内 补 散

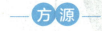

配方

附子、人参、甘草、苁蓉、石斛、五味子、桂心、茯苓、麦门冬（**各一两半**），菟丝子、山茱萸、地麦、干地黄（**各五分**），远志、巴戟天（**各半两**）。

用法

将以上十五味药材物研磨过筛，用酒送服方寸匕，一日三次逐渐加至三匕，服药期间无所禁忌。

功能主治

男子五劳及六绝。五劳指肝劳、心劳、脾劳、肺劳、肾劳；六绝指各种病症，如手足疼痛，腹中如雷鸣，面目肿，时时泻痢等。

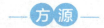

方源

《备急千金要方·肾脏·补肾第八》。

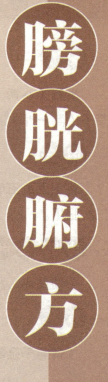

膀胱腑方

膀胱主肾，肾气在膀胱中聚合，膀胱主贮藏、排泄尿液，耳朵是膀胱的外在表现形式。膀胱生病时，患者注注会感到小腹胀满、小便不畅通等症状。

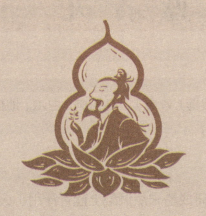

滑石汤

— 配方 —

滑石（八两），子芩（三两），榆白皮（四两），车前子、冬葵子（各一升）。

— 用法 —

将上面的五味药材研成细末，用七升水煎煮，取三升药汁，分三次服用。

— 功能主治 —

小便黄赤，膀胱急热。

— 方源 —

《备急千金要方·膀胱腑·胞囊论第三》。

蓝青丸

— 配方 —

黄连（八两），黄檗（四两），乌梅肉、白术、地榆、地肤子（各二两），阿胶（五两）。

— 用法 —

将以上七味药材研成粉末后调配上蓝青汁用小火翻煎，搓成似杏仁大药丸即可，一日两次，每次三粒。

治疗中焦湿热，水谷痢。

方源

《备急千金要方·膀胱腑·三焦虚实第五》。

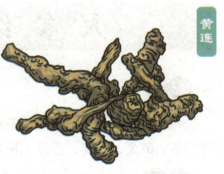

黄连

茯苓丸

配方

杏仁（五十枚），茯苓、干地黄、当归（各八分），甘草、人参、干姜（各七分），厚朴（三分），桂心（四分），黄芪（六分），芎䓖（五分）。

用法

将以上十一味药研磨成粉末制成梧桐子大小的蜜丸，第一次服用二十丸，以后增至三十丸，白开水送服，一日两次。

功能主治

肠胃虚寒受损，腹中有瘀血，易健忘，胸闷短气，害怕听见声音。

方源

《备急千金要方·膀胱腑·三焦虚实第五》。

膀胱腑方

人参续气汤

─配方─

吴茱萸（三合），桂心（二两），人参、橘皮、茯苓、乌梅、麦门冬、黄芪、干姜、芎䓖（各三两），白术、厚朴（各四两）。

─用法─

将以上十二味药材研细，加入一斗三升水煮沸后，取三升药，分三次服用。

─功能主治─

下焦虚寒，气短心慌，津液不止。

别　　名：麦冬、阶前草。

用药部分：百合科植物麦门冬的干燥块根。

性味归经：味甘、微苦，性微寒；归肺、胃、心经。

功效主治：具有益胃生津，清心除烦，滋阴润肺的功效。主治肺痛，肺燥干咳，津伤口渴，阴虚劳嗽，心烦失眠，肠燥便秘，咽喉疼痛，消渴等症。

使用禁忌：湿浊中阻、虚寒泄泻、风寒、寒痰咳喘者禁服。

麦门冬

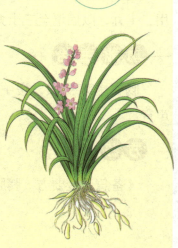

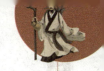

方源

《备急千金要方·膀胱腑·三焦虚实第五》。

四 顺 汤

配方

附子（一两），人参、干姜、甘草（各三两）。

用法

将以上四味药材研细，加入六升水煎煮，取二升药汁，分三次服用。

功能主治

霍乱转筋，浑身发冷，身体出汗，呕吐不止。

方源

《备急千金要方·膀胱腑·霍乱第六》。

竹 叶 汤

配方

生姜（十累），竹叶（一握），白术（三两），小麦（一升），橘皮、当归、桂心（各二两），甘草、人参、附子、芍药（各一两）。

用法

将以上十一味药材研细，放一斗半水先煮竹叶、小麦，取药汁

膀
胱
腑
方

八升，除去药渣，将剩下的药放在一起煎煮，取药汁三升，分三次服用。

── 功能主治 ──

霍乱吐利，服理中汤、四顺汤后，热仍不退的。

── 方源 ──

《备急千金要方·膀胱腑·霍乱第六》。

甘草泻心汤

── 配方 ──

甘草（四两），半夏（半升），黄连（一两），干姜、黄芩（各三两），大枣（十二枚）。

── 用法 ──

将上面的六味药材切碎，加入一斗水煮取六升药汁，分六次服用。

── 功能主治 ──

妇女霍乱，呕逆吐涎沫，医生错用下法，导致心下痞满。

── 方源 ──

《备急千金要方·膀胱腑·霍乱第六》。

消渴淋闭尿血水肿方

消渴指有形体消瘦，多食，多尿，多饮，尿有甜味等症状的疾病。淋闭指小便滴沥涩痛。尿血指尿液中有血，导致尿液呈浅红色。水肿指组织间隙过量的体液潴留。这些疾病的产生注注与人的生活、饮食有关，并且容易恶化，不可忽视。

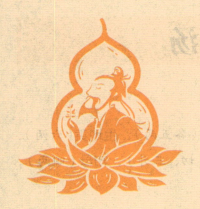

消渴除热方

— 配方 —

枸杞子（或地骨皮）、栝楼根、生姜（屑，各十分），麦门冬、茯苓、黄连、石膏、葳蕤（各八分），人参、龙胆、黄芩（各六分），枳实（五分），升麻（四分）。

— 用法 —

将以上十三味药材研成粉末，制成如梧桐子大小的蜜丸，一天两次。用事先熬好的研细的茅根一升、粟米三合，放上六升水熬，用米汤送服。

— 功能主治 —

消渴，清除肠胃热实。

— 方源 —

《备急千金要方·消渴淋闭尿血水肿·消渴第一》。

茯神汤

— 配方 —

大枣（二十枚），栝楼根、生麦门冬（各五两），生地黄（六两），葳蕤（四两），小麦（二升），淡竹叶（切，三升），知母（四两），茯神（茯苓）（二两）。

— 用法 —

将以上九味药材分别研细，用三斗水来熬小麦、淡竹叶，取九

枸杞子

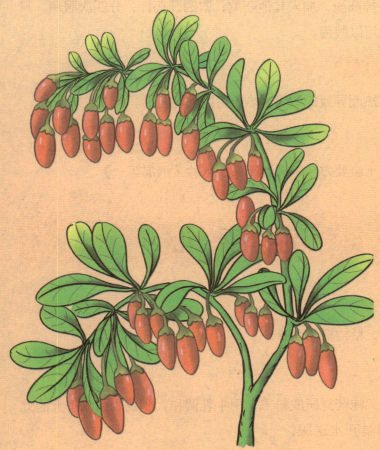

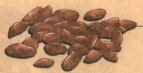

果实

性味：味甘，性平。

主治：肝肾阴虚等症。

产　　地：多产于新疆、宁夏、甘肃等地。

形态特征：枸杞果实略扁，表面有光色，为鲜红色或暗红色，整体呈长卵形或椭圆形。果皮较为柔韧，果肉较厚，里面含有多粒种子。

功　　效：滋补肝肾，益精明目。

升药汁，去掉药渣，加入其他药熬，取四升药汁，分四次服用。只要觉得渴就可以服用。

—— 功 能 主 治 ——

胃腑实热而导致的口渴饮热，可以泻热止渴。

—— 方 源 ——

《备急千金要方·消渴淋闭尿血水肿·消渴第一》。

浮 萍 丸

—— 配 方 ——

干浮萍、栝楼根（各等份）。

—— 用 法 ——

将以上二味药材研成粉末，用牛乳调和，制成如梧桐子大的丸药，空腹用温开水送服，一天三次，连服三日。

—— 功 能 主 治 ——

消渴。

—— 方 源 ——

《备急千金要方·消渴淋闭尿血水肿·消渴第一》。

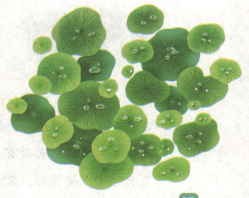

浮萍

枸 杞 汤

— 配方 —

枸杞枝叶（一斤），栝楼根、石膏、黄连、甘草（各三两）。

— 用法 —

将以上五味药材分别研细，用一斗水来熬，取三升药汁，分五次服用，白天三次，夜间两次。病情严重的患者，可多服用，感觉口渴即可服用。

— 功能主治 —

四肢羸惙，精神恍惚，口干舌燥。

— 方源 —

《备急千金要方·消渴淋闭尿血水肿·消渴第一》。

口 含 酸 枣 丸

— 配方 —

乌梅（五十枚），酸枣（一升五合），醋安石榴子（五合干子），葛根、覆盆子（各三两），麦门冬（四两），茯苓、栝楼根（各三两半），桂心（一两六铢），石蜜（四两半）。

— 用法 —

将以上十味药材研成粉末，制成大小如酸枣的蜜丸。不论何

覆盆子

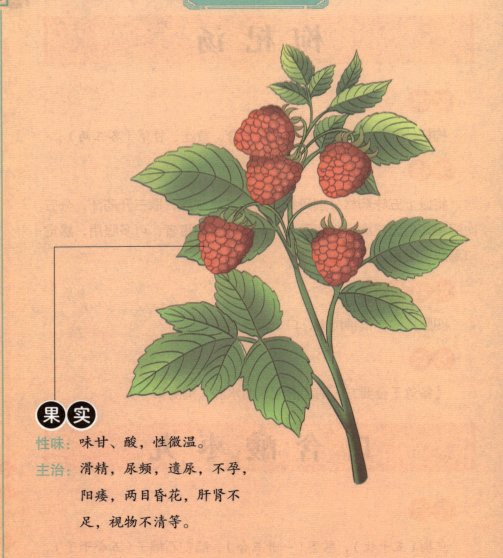

果实

性味： 味甘、酸，性微温。

主治： 滑精，尿频，遗尿，不孕，
阳痿，两目昏花，肝肾不
足，视物不清等。

产　地： 分布于河北、辽宁、山西、吉林、新疆等地。

形态特征： 覆盆子的花瓣为白色，无毛或短柔毛，呈匙形；果实近
球形，成熟时呈橙黄色或红色。

功　效： 益肾固精缩尿，养肝明目。

时，只要口中有唾液，就将蜜丸含在口中。

功能主治

口舌干燥，消渴。

方源

《备急千金要方·消渴淋闭尿血水肿·消渴第一》。

增 损 肾 沥 汤

配方

羊肾（一具），大枣（二十枚），生姜（六两），远志、人参、泽泻、干地黄、桂心、当归、茯苓、龙骨、黄芩、甘草、芎藭（各二两），五味子（五合），麦门冬（一升）。

用法

将以上十六味药材分别研细，用一斗五升水来煮羊肾，取一斗二升汤汁，再加入其他药熬，取三升汤汁，分三次服用。

功能主治

肾气不足，小便多，腰痛，消渴。

方源

《备急千金要方·消渴淋闭尿血水肿·消渴第一》。

黄芪汤

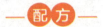 **配方**

大枣（三十枚），干地黄、黄芩、麦门冬（各一两），黄芪、芍药、生姜、桂心、当归、甘草（各二两）。

用法

将以上十味药材分别研细，用一斗水来熬，取三升药汁，分三次服用，一日三次。

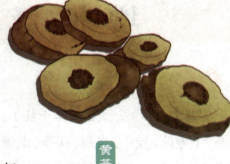

黄芩

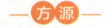 **功能主治**

消中，小便次多，虚劳少气。

方源

《备急千金要方·消渴淋闭尿血水肿·消渴第一》。

疗肿痈疽方

四季交替时，阴阳之气会依次兴起，并且会互相搏击，进而生出暴虐之气，当这种邪气侵入人体，可能会损伤人的皮肤，使营气、卫气郁结阻滞，阴阳之气无法宣泄，进而产生疗肿、痈疽等病症。此类病症注注会迅速恶化，一定要重视。

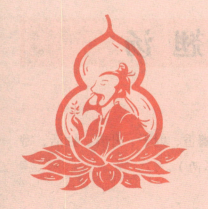

王不留行散

—配方—

王不留行子（三合），龙骨（二两），野葛皮（半分），当归（二两），干姜、桂心（各一两），栝楼根（六分）。

—用法—

将上面的七味药材过筛后制成散药，饭后用温酒送服方寸匕，每天三次。如果服用后还没有痊愈，可逐渐加量，当四肢微微有凉意时可停止用药。

—功能主治—

痈肿脓成不溃，令人痛苦不堪，或痈疽及各类脓成已溃者。

—方源—

《备急千金要方·疗肿痈疽·痈疽第二》。

五香连翘汤

—配方—

青木香、沉香、薰陆香、丁香、麝香、射干、升麻、独活、寄生、连翘、通草（各二两），大黄（三两）。

—用法—

将以上十二味药材分别研细，用九升水来熬，取四升药汁，加

连 翘

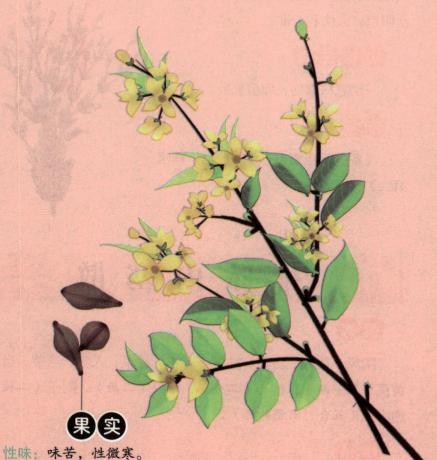

果实

性味：味苦，性微寒。

主治：瘰疬痰核，疮痈肿毒，热淋涩痛，
温病初起，风热外感等症。

产　　地：分布于山西、河北、河南、山东、陕西、湖北、安徽、
四川等地。

形态特征：连翘的枝条下垂，花为金黄色，叶子对生，呈卵形至椭
圆状卵形，边缘有锯齿。

功　　效：消肿散结，清热解毒，疏散风热。

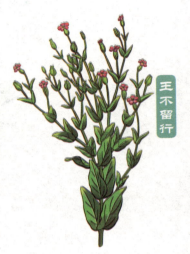

王不留行

入二升竹沥，再次熬取三升汤药。分三次服用，以快利为准。

— 功能主治 —

一切恶核瘰疬，痈疽恶肿。

— 方源 —

《备急千金要方·疔肿痈疽·痈疽第二》。

排脓内塞散

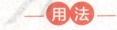

防风、茯苓、白芷、桔梗、远志、甘草、人参、芎䓖、当归、黄芪（各一两），桂心（二分），厚朴（二两），附子（二枚），赤小豆（五合，酒浸熬之）。

— 用法 —

将以上十四味药材治择捣筛后制成散药，用酒送服方寸匕，白天三次，夜间一次。

— 功能主治 —

大疮退热后流脓血不止，疮中虚痛。

— 方源 —

《备急千金要方·疔肿痈疽·痈疽第二》。

麝香膏

配方

葶茹（一作珍珠）、麝香、雄黄、矾石（各一两）。

用法

将以上四味药材治择捣筛后制成药散，用猪膏调匀像泥一样，涂抹疮患。

功能主治

痈疽发于背部，恶疮，去除恶肉。

方源

《备急千金要方·疔肿痈疽·痈疽第二》。

小竹沥汤

配方

射干、杏仁、独活、枳实、白术、防己、防风、秦艽、芍药、甘草、茵芋、茯苓、黄芩、麻黄（各二两），淡竹沥（一升）。

用法

将以上十五味药材分别研细，用九升水来熬，取四升半药汁，再加入淡竹沥一起熬煮，取三升做汤药，分成四次服用。

功能主治

气痛。

— 方源 —

《备急千金要方·疗肿痈疽·痈疽第二》。

丹 参 膏

— 配方 —

秦艽、独活、白及、牛膝、菊花、乌头、防己（**各一两**），丹参、蒴藋、莽草、蜀椒、踯躅（**各二两**）。

— 用法 —

将以上十二味药材分别研细，用二升醋浸泡一夜，夏季时浸泡半天，急用时也可煎煮，用四升猪脂熬到没有醋气，用慢火熬，去掉药渣。敷在患处，每天五六次。

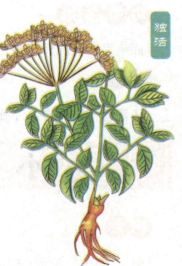

独活

— 功能主治 —

恶肉，恶核，瘰疬，风结诸肿。

— 方源 —

《备急千金要方·疗肿痈疽·痈疽第二》。

漏 芦 汤

— 配方 —

漏芦、白及、黄芩、麻黄、白薇、枳实、升麻、芍药、甘草、大黄（各二两）。

—用法—

将以上十味药材分别研细，用一斗水来熬，取三升汤药，分三次服用，每次服用一升。也可单独用大黄。

—功能主治—

痈疽，丹疹，毒肿，恶肉，热毒、赤色痈疽。

—方源—

《备急千金要方·疗肿痈疽·痈疽第二》。

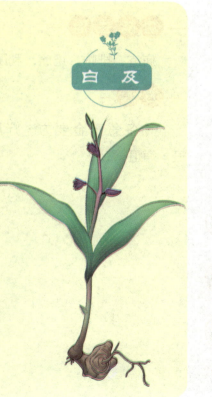

白及

别　　名：连及草、甘根、白给。

用药部分：兰科白及属植物白及的块茎。

性味归经：味苦、甘、涩，性寒；归肺、胃、肝经。

功效主治：收敛止血，消肿生肌。主治外伤出血，疮疡肿毒，皮肤皲裂等症。

使用禁忌：若大剂量使用白及，可能会让患者的肝、肾脏受到伤害，如轻度间质性肝炎、肾盂肾炎等。

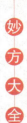
瞿 麦 散

配方

瞿麦（一两），芍药、桂心、赤小豆（酒浸，熬）、芎蒡、黄芪、当归、白蔹、麦门冬（各二两）。

用法

将以上九味药材治择捣碎过筛后做成散药。饭前用酒送服方寸匕的量，一日三次，夜间两次。

功能主治

痈疮，排脓，止痛，利尿。

方源

《备急千金要方·疗肿痈疽·痈疽第二》。

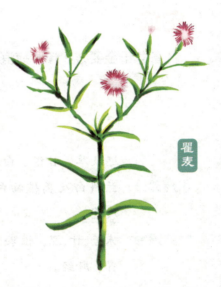

瞿麦

痔漏方

痔漏有九种，分别是狼漏、鼠漏、蝼蛄漏、蜂漏、蚍蜉漏、蛴螬漏、浮沮漏、瘰疬漏、转脉漏，它们都是寒热引起的，而寒热是伴随着四时之气产生的，治疗痔漏时要从源头下手，引出患病的邪毒，对症下药。

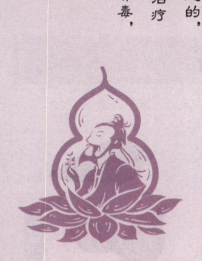

曾 青 散

— 配方 —

曾青、茬子、矾石、附子（各半两），当归、防风、栝楼根、芎藭、黄芪、黄芩、甘草、露蜂房（各二两），细辛、干姜（各一两），斑蝥、元青（各五枚）。

— 用法 —

将以上十六味药材研末制成药散，用酒送服一方寸匕，一日两次。

— 功能主治 —

寒热、瘰疬及鼠瘘。

— 方源 —

《备急千金要方·痔漏·九漏第一》。

散 方

— 配方 —

连翘、土瓜根、龙胆、黄连、苦参、栝楼根、芍药、恒山（各一两）。

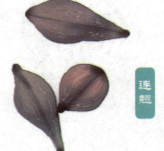

连翘

— 用法 —

将以上八味药材焙干、碾细、下筛，用酒送服五分匕，一日三次。

寒热，瘰疬。

方源

《备急千金要方·痔漏·九漏第一》。

蔷 薇 丸

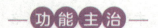

配方

防风（一作防己）、石龙芮、黄芪、鼠李根皮、芍药、黄芩、苦参、白蔹、龙胆、栝楼根（各一两），蔷薇根（三两），栀子仁（四两）。

用法

将以上十二味药材研成粉末，制成像梧桐子大小的蜜丸，每次用温开水送服十五丸，一日两次。

黄芪

功能主治

身体有热，患瘰疬、细疮、口舌生疮。

方源

《备急千金要方·痔漏·九漏第一》。

蒺 藜 丸

配方

桂心、人参、附子、薏苡仁、黄连、黄芪、鸡骨、当归、

枳实、芍药、通草（各三分），蒺藜子、大黄（各一两），
败酱草（一分）。

— 用法 —

将以上十四味药材研成粉末，制成像梧桐子大小的蜜丸。每次
服用三丸，一日三次，在饭前空腹用温开水送服，若病情未好转可
加至五丸。

— 功能主治 —

妇女乳肿痛，除热。

— 方源 —

《备急千金要方·痔漏·肠痈第二》。

槐 子 丸

— 配方 —

槐子、干漆、吴茱萸根白皮（各四两），秦艽、白芷、桂心、
黄芩、黄芪、白蔹、牡蛎、龙骨、雷丸、丁香、木香、蒺藜、附子（各
二两）。

— 用法 —

将以上十六味药材研成细末，制作成像梧桐子般大小的蜜丸，
一日三次，每次用温开水送服二十丸。

— 功能主治 —

燥湿痔，雄雌痔。

《备急千金要方·痔漏·五痔第三》。

別　　名：槐子、槐实、槐荚。

用药部分：豆科植物槐的成熟果实。

性味归经：味苦，性寒；归肝、大肠经。

功效主治：具有清肝火，凉血止血的功效。主治肠风下血，痔疮出血，崩漏，血痢，血淋，肝热目赤，头晕目眩，血热吐衄等症。

使用禁忌：脾胃虚寒、食少便溏者及孕妇慎服。

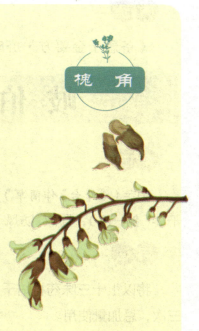

槐　角

商 陆 散

── 配方 ──

天雄、白敛、黄芩（各三两），干姜（四两），附子（一两），商陆、踯躅（各一升）。

── 用法 ──

上七味治下筛，酒服五分匕，日三。

— 功能主治 —

白癜风及二百六十种大风。

— 方源 —

《备急千金要方·疥癣·第四》

岐 伯 神 圣 散

— 配方 —

茵芋（《外台》作蔄草）、天雄、附子、踯躅、细辛、乌头、石楠、干姜（各一两），蜀椒、防风、菖蒲（各二两），白术、独活（各三两）。

— 用法 —

将以上十三味药材焙干、碾细、下筛，用酒送服方寸匕，一日三次，忌加量使用。

— 功能主治 —

痈、疽、癫、疥、癣，风痿，骨肉疽败，关节疼痛，眉毛掉落、脱发，身体忽痛痒，眼睛肿痛，眼角溃烂，耳背，龋齿，痔瘘。

— 方源 —

《备急千金要方·痔漏·恶疾大风第五》。

解毒杂方

生活中，一些人由于贪吃、误服、嗜药等，可能会食入一些有毒的东西。还可能会受到毒虫蜇咬，导致中毒，为此医生给出了很多治疗各种毒的方子，解救人们的生命。

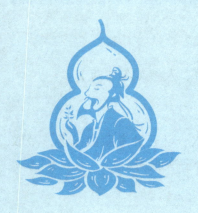

鸡肠草散

—配方—

鸡肠草（三分），莽苊、升麻（各四分），芍药、当归、甘草（各一分），蓝子（一合）。

—用法—

将上面的七味药材切捣并过筛制成散药，每次用水服下方寸匕，每次服后都要多饮水，效果更佳。

—功能主治—

蜜蜂、蛇、毒虫所伤，药物中毒或箭毒等。

—方源—

《备急千金要方·解毒并杂治·解百药毒第二》。

葱 白 豉 汤

—配方—

葱白（半斤），豉（二升），甘草、人参（各三两）。

—用法—

将以上四味药材研成细末，先用水一斗五升煮葱白作汤，澄取八升，加入其他药煮，取三升药汁，分三次服用。

—功能主治—

恶疮疥癣，瘟疫疟疾。

方源

《备急千金要方·解毒并杂治·解五石毒第三》。

太上五蛊丸

配方

雄黄、椒目、巴豆、莽草、芫花、珍珠（《外台》用木香）、鬼臼、矾石、藜芦（各四分）斑蝥（三十枚），蜈蚣（二枚），附子（五分）。

用法

将上面的十二味药材研成细末，用蜂蜜制成小豆一样大小的丸子，反复捣两千杵。饭前用汤液服用一丸，十丸为一剂，如果病症还没有好转，则每天增加一丸，以出现轻微腹泻为度，腹泻后休息七日，再服用一剂。

功能主治

心腹结气，饮食不入，身体浮肿，寒战，坚塞咽喉，气短欲死，语声不出，吐血伤中，吐逆上气，心烦意乱，卒得心痛，经年累月卧床不起。

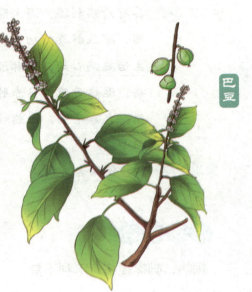

巴豆

方源

《备急千金要方·解毒并杂治·蛊毒第四》。

解毒杂方

197

杜 仲 汤

—配 方—

杜仲（三两），枳实、甘草、李核仁（各二两），香豉（二升），栀子仁（十四枚）。

—用 法—

将以上六味药材煎汤服用。若不能解，再次服用。

别　　名：支子、越桃、木丹。

用药部分：茜草科植物栀子的成熟果实。

性味归经：味苦，性寒；归心、肺、三焦经。

功效主治：具有清热利湿，泻火除烦，凉血解毒的功效。主治热病心烦，血淋涩痛，湿热黄疸，目赤肿痛，火毒疮疡，血热吐衄等症。

使用禁忌：脾虚便溏者忌服。

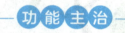

栀 子

—功 能 主 治—

烦热，脚疼腰痛，下利不禁。

方源

《备急千金要方·解毒并杂治·解五石毒第三》。

太一追命丸

配方

蜈蚣（一枚），丹砂、附子、矾石（一作礜石）、雄黄、藜芦、鬼臼（各一分），巴豆（二分）。

用法

将上面的八味药材研成细末，用蜂蜜调和制成像麻子一样大小的药丸，每次服用两丸，每天一次。

功能主治

中恶气而导致的心腹胀满、不得喘息、宿食不化、寒热瘰疬、心痛积聚、胪胀疝瘕、吐逆以及女子产后杂病等。

方源

《备急千金要方·解毒并杂治·蛊毒第四》。

六 物 敷

配方

干枸杞根、干蔷薇根、甘草（各半两），商陆根、胡粉、滑石（各一两）。

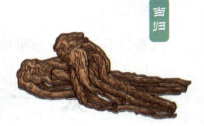

当归

—— 用法 ——

将以上六味药材烘干、碾细、过筛，用苦酒调和均匀，涂抹在患处，身体微微出汗，再涂，涂完三遍即可痊愈。

—— 功能主治 ——

腋下湿而臭，足心、手掌、下阴、大腿内侧经常汗湿发臭。

—— 方源 ——

《备急千金要方·解毒并杂治·狐臭漏腋第五》。

生 肉 膏

—— 配方 ——

薤白（二两），生地黄（三两），当归、白芷、附子、甘草、芎䓖（各一两）。

—— 用法 ——

将以上七味药材分别研细，加入三升半猪油煎药，白芷颜色变黄之后，除去药渣，直接敷在患处，一日三次。

—— 功能主治 ——

痈、瘤以及金疮、百疮。

—— 方源 ——

《备急千金要方·解毒并杂治·瘿瘤第七》。

五 瘿 丸

配 方

海藻、海蛤（各三两），半夏、昆布、细辛、土瓜根、松萝（各一两），通草、白蔹、龙胆（各二两）。

用 法

将以上十味药材治后过筛，一天两次，每次用酒送服一方寸七。

功 能 主 治

石瘿、劳瘿、气瘿、忧瘿、土瘿。

方 源

《备急千金要方·解毒并杂治·瘿瘤第五》。

猪 蹄 汤

配 方

猪蹄（一具），黄檗（五两），蒴藋（三升），葶苈子（五合），蒺藜子（一升）。

用 法

将以上五味药材分别研细，加入一斗水煎煮，取三升汤药，放凉之后冲洗阴茎，一天三次。

孙思邈

妙
方
大
全
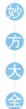

服石药后发热，劳损
而发热，当风露卧而阴茎发
肿。

—方源—

《备急千金要方·解毒
并杂治·癫病第八》。

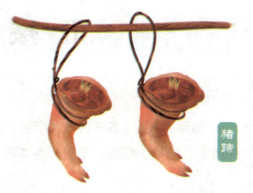

猪蹄

中药服药时间

　　一般而言，若病在胸膈以上，如肺脏、头面部疾患，应先进食后服药，这样可以使药物向上走，更好地接近病位；若病在胸腹以下，如脾胃、肛肠处，应先服药后进食，这样使药物能够下沉靠近病灶，更好地发挥治疗作用；若病在四肢血脉，适合选择早晨空腹服药；若病在骨髓，应选择在晚上吃饱饭以后服药。

　　按照中医的时间理论，人体十二脏的气血运行与时辰密切相关，不同的中药应选择合适的时间进服。

　　补肾药、行水利湿药和催吐药应在清晨服用。

　　快到中午的时候，阳气升腾的力量最大。服用发汗解表药更利于将致病的外邪驱逐体外。

　　至于驱虫和泻下药，则适合在夜晚空腹服用。由于 21—23 时是肾脏功能最虚衰的时候，这时服用滋养阴血药，能加快吸收，更好地发挥药效。

　　安神药应在临睡前服用，以便卧床后及时进入睡眠状态。

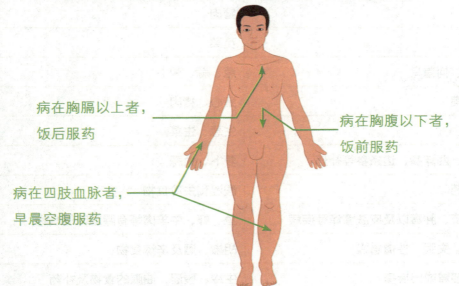

病在胸膈以上者，
饭后服药

病在胸腹以下者，
饭前服药

病在四肢血脉者，
早晨空腹服药

服药禁忌速查表

服用中药时，应当避免进食与方药作用相反的食物，以免带来不好的影响。其中，油腻、腥臭等不易消化或有特殊刺激性的食物，是服药的禁忌。

药物及病证	忌口食物
甘草、黄连、桔梗、乌梅	猪肉
土茯苓	醋
苍术、白术	大蒜、桃、李
荆芥	鱼、蟹、河豚、驴肉
天门冬	鲤鱼
蜂蜜	生葱
鸡肉	鲤鱼
丹参、茯苓、茯神	醋及一切酸
薄荷	鳖肉
鳖甲	苋菜
地黄、何首乌	葱、蒜、萝卜
吴茱萸	猪心、猪肉
常山	生葱、生菜
人参、西洋参、边条参等补药	萝卜、大蒜
发汗药	酸涩和生冷食物
疮、疖、肿毒以及皮肤瘙痒等疾病	鱼、虾、牛羊肉等有腥膻味的食物
头昏、失眠、性情急躁	胡椒、酒及辛辣食物
伤风感冒或出麻疹	生冷、酸涩、油腻的食物及补药

中药服药注意事项

中药的作用最注重的是对症，而且使用的药量和搭配都有一定的标准，要遵照医嘱使用。如果随意更改组方或者改变使用数量，或者服药方法不当，都会带来一定影响，甚至会中毒。因此，在使用中药时，要注意中药的配伍禁忌、分型服药禁忌等方面。

中药配伍

某些药物因组方后可能会发生相反、相恶的关系，使彼此的药效降低，甚至引起毒副反应。《本经·序例》指出："勿用相恶、相反者。"相恶配伍可能使药物某些方面的功效减弱，但同时是一种可以利用的配伍关系，并非绝对禁忌。而"相反为生害，于相恶"，是指相反的药物一起使用可能会危害健康，甚至危及生命。所以相反的药物原则上禁止配伍应用。

分型服药

解表药如治感冒的药应趁热服用，并在服后加衣盖被，或进食少量热粥，以增强发汗的效果。寒证要热服，热证要冷服。

对于丸剂、颗粒剂，颗粒较小的可以直接用温开水送服，颗粒较大的要分成小粒吞服，质地坚硬的可以用开水溶化后再服用。

对于散剂和粉剂，最好用蜂蜜调和服用，或是装进胶囊中吞服，以免呛入喉咙。蜜膏剂用开水冲服较好，若直接入口吞咽，容易引发呕吐。

此外，冲剂可以直接用开水冲服，糖浆剂可以直接吞服。

减轻苦味

因为味蕾的存在，所以我们喝中药时会觉得很苦。其实味蕾对苦味的感觉强度与温度有关，一般在 37℃时感觉最苦。如果服用时高于或低于这个温度就会感觉舒适很多。因此，为了减轻中药汤剂的苦味，可以配用一些甜味中药或加入适量的糖，或者等温度降到 37℃以下再服用。

经验表明，进食中药汤剂味觉最好的温度，在初春、深秋时为42℃左右，春末、早秋或夏秋时以34℃为佳。

此外，尽快将汤药喝下去，缩短药汁与味蕾的接触时间，并在服用后漱口，减少药汁的残留，也可以减轻中药汤剂的苦味。

孕妇禁用中药

某些药物具有损害胎元以致堕胎的作用，所以应作为妊娠禁忌的药物。根据药物对于胎元损害程度的不同，一般可分为慎用与禁用两大类。慎用的药物包括通经祛瘀、行气破滞及辛热滑利之品，如桃仁、红花、牛膝、大黄、枳实、附子、肉桂、干姜、木通、冬葵子、瞿麦等；禁用的药物是指毒性较强或药性猛烈的药物，如巴豆、牵牛、大戟、商陆、麝香、草三棱、莪术、水蛭、斑蝥、雄黄等。凡禁用的药物绝对不能使用，慎用的药物可以根据病情的需要斟酌使用。

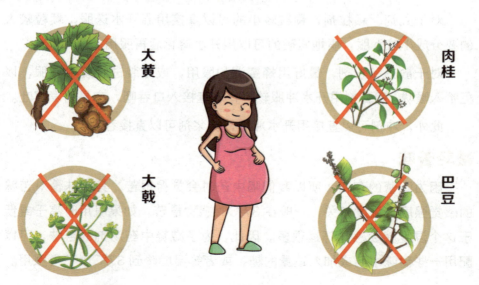

大黄　肉桂　大戟　巴豆

中药材的贮藏方式

中药材如果保存不当，很容易让原本的功效降低，甚至发生霉变，因此，短时间服用不了的药材一定要注意保存好。

一、干燥

中药材的含水量超过 15% 时，很容易发生虫害、霉变等。所以，对含水量高的药材，要借助高温、太阳、风、石灰干燥剂等外力，选用晒、晾、烘、微波、远红外线照射等方法，将含水量降到 15% 以下。

目前，降低中药材含水量最常用的方法是：把药材摊在席子上，摆在太阳下晒。若条件允许，可以用架子把草席架空。对于一些含水分或淀粉较多的药材，如贝母、百合、延胡索等，应先用开水烫煮或蒸，再在太阳下晒。有些药材不耐久晒，如麻黄，久晒后有效成分的含量会减少，应放在通风的室内或遮阴的棚下阴干。此外，有些高价药材容易生虫、发霉，如人参等，应密封保存，用石灰保持药材干燥。

值得注意的是，药材在干燥前都要充分散开，使其干燥均匀，避免局部含水量超标发生霉变。同时为了保持药材的纯净度，干燥时应清洁通风，干燥器械要干净无污染。

二、合理贮藏

贮藏中药材时要注意以下六点：

1. 低温

霉菌和害虫在 10℃ 以下不易生长，且泛油、溶化、粘连、气味散失、腐烂等药材的变质反应在低温时也不易发生，所以将药材放在阴凉干燥处（如冰箱），有利于保存其有效成分。

2. 避光

像花叶类那种在光照下容易起变化的药材，应贮藏在暗处及陶瓷容器、有色玻璃瓶中，避免阳光直接照射。

3. 分类

根据药材特点分类保管，如栝楼等肉质、甜香的药材易生虫，应放在熏库；远志、半夏等易霉变，应注意通风、日晒。另外，剧毒药材更应贴上醒目的标签，由专人保管，防止误用中毒。

4. 密封

种子类药材（如白扁豆、麦芽、薏苡仁等），密封保存可防止老鼠撕咬；容易风化（如芒硝等）和挥发（如冰片等）的药材，密封保存可避免有效成分丢失。密封时，将药品放在干净的玻璃瓶中，盖严瓶盖，用蜡转圈滴在瓶口处封严即可。另外，陶瓷罐、真空袋也是不错的密封容器。

5. 合藏

将花椒与有腥味的动物类药材（如地龙等）一起存放，可防止动物类药材虫蛀变质；将泽泻与牡丹皮放在一处，泽泻不易虫蛀，牡丹皮不易变质。

6. 杀虫

对桑螵蛸、露蜂房等动物药保存前要蒸熟，避免虫卵孵化；同时可用化学药物熏杀害虫，通常保存少量的药材时可将硫黄点燃生成二氧化硫熏蒸，保存大量的药材时可喷洒氯化苦熏蒸。